本人の"心地よい"選択のために看護師ができること

秋山 正子（マギーズ東京センター長）× 佐々 涼子（ノンフィクション作家）

　訪問看護の草分け的な存在である秋山正子さん、著書『エンド・オブ・ライフ』で在宅医療の現場を描いたノンフィクション作家の佐々涼子さん。お2人の対談では自身の経験も交えながら、患者の意思決定へのかかわりや意思決定において大切なこと、看護師の役割などについて語っていただきます。

患者家族として

秋山 初めまして。最初に自己紹介をさせていただきます。私は1966年、16歳のときに家で父が息を引き取るのを見て看護師を志しました。胃がんだったのですが、大家族の末っ子だった私には知らされてなくて、亡くなるような状態とは思ってもいませんでした。

　臨床を経て看護教員として勤務していた1989年に、2つ上の姉が原発不明の末期肝臓がんで余命1カ月と宣告されました。そのとき、最後の時間をどのように過ごせばよいのだろうかと考え、姉を家に連れ帰って看病しました。

　姉は中学2年生と小学校5年生の男の子2人の母親でした。ベッドから「行ってらっしゃい」と子どもたちを学校へ送り出し、「お帰りなさい」と迎える日常生活を約4カ月間過ごすことができました。最期は病院で迎えましたが、これを機に私は「家に帰りたいけれど帰れない人に看護を届ける仕事がしたい」と思い、訪問看護師の道に進みました。

　現在は、「暮らしの保健室」と「マギーズ東京」で、医療ニーズを持ちながら地域で暮らしている人やがんとともに生きる人たちを対象に、相談支援などに取り組んでいます。

佐々 ノンフィクションライターの佐々涼子です。40代に差しかかるまでは、転勤族の夫に付いて各地を転々としながら、専業主婦や日本語教師をしていました。東京に帰ってきたときに子育ても一段落し、始めたのがライターの仕事です。国境を越えて遺体や遺骨を故国へ送り届ける仕事を取材して執筆した『エンジェルフライト　国際霊柩送還士』（集英社）で賞をいただき、以降、仕事の依頼も増えてきました。

　その中で、ある編集者から「京都の西賀茂診療所がすばらしい在宅医療を実践している。一度、見に行ってみてはどうか」と紹介されました。このお誘いがきっかけで『エンド・オブ・ライフ』（集英社インターナショナル）が生まれました。

秋山 私が看護師を志したのも、訪問看護に取り組むようになったのも、患者家族体験が大きな要因でした。『エンド・オブ・ライフ』を拝読しましたが、佐々さんもこの本の中で患者の意思決定に家族としてかかわる体験を書いていらっしゃいますね。

佐々 はい。母が神経難病である大脳皮質基底核変性症を患い、徐々に歩けなくなり、話すことができなくなりました。主治医から「胃瘻をつくりますか？」と言われたときに、父も私も本当に悩みました。新聞などで「非人道的だ」など、胃瘻に対するネガティブな意見を目にしていたからです。でも、母は体格がよかったので、胃瘻をつくらない場合、亡くなるまでには2カ月かかると言わ

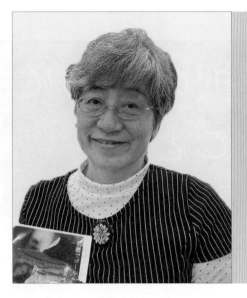

マギーズ東京センター長
秋山 正子

1973年聖路加看護大学（現聖路加国際大学）卒業後、臨床および看護教育に従事。実姉の末期がんの看取りを経験したことで、1992年から東京都新宿区にて訪問看護を開始。2011年高齢化の進む巨大団地に「暮らしの保健室」、2015年四谷坂町に看護小規模多機能型居宅介護「ミモザの家」を開設。著書に『在宅現場の地域包括ケア』（医学書院）、『「暮らしの保健室」ガイドブック「相談／学び／安心／交流／連携／育成」の場』など。

れました。2カ月間餓死するのを待つというのはまったく現実的ではなかったので、結局、胃瘻をつくることを選びました。

秋山 神経難病の患者さんは動かないように見えて、実は非常にカロリーを消費するため早めに胃瘻を造設するほうがいいと、専門家は言います。誤嚥性肺炎を繰り返す超高齢者の胃瘻とは、別の視点だと思います。このような説明がなかったことから、悩まれたのでしょうか。

佐々 いいえ。主治医から詳しい説明を受けました。ただ、先ほども言いましたが、世間的に胃瘻増設は残酷なことといった認識が多くて。実際、ある女性からは「あなたのお母さん、胃に穴を開けてまで生きている意味あるのかしら」と言われました。

　私自身も、母に対して親不孝をしたのではないかと、胃瘻増設を選択した罪悪感が消えなかったというのはあります。けれども、『エンド・オブ・ライフ』の取材で、在宅療養をしている多くのご家庭に同行させていただいたことで、自分たちも精一杯のことをしたし、今振り返れば胃瘻をつくらない選択肢はなかったとも納得しています。在宅を支えてくださった訪問看護師さんには本当に感謝しています。

患者の本音

秋山 お母さまの在宅療養を主に支えていらしたのはお父さまですよね。介護をする男性は、仕事のように毎日決まったことを順序立てて、自分の法則できちんと行う人が多いように思います。一方で女性は、家事や育児の延長線上で介護をしている感じがします。

佐々 確かに、父の介護はもうプロジェクトでしたね。朝の検温から始まって何時にご飯を食べた、何時に便が出た、などの詳細な記録を毎日欠かさずノートにつけていました。

秋山 こうしたルーティンをこなしていく中で、介護の工夫も生まれてきます。そして、これが積み重なり、そのお宅の在宅療養の"流儀"ができ上がっていきます。

佐々 なるほど。"わが家の流儀"、思い当たります。

秋山 私たち訪問看護師は、その患者さん宅での流儀について、どうしてこの方法をとるようになったのかのいきさつもお聞きします。"わが家の流儀"を大切にしているご家族の思いに近づき、知恵もいただきながら、ケアをするという感じでしょうか。

佐々 わかります。たくさんのお宅に取材で同行させていただいた際、その家によって介護の仕方が異なること、その人によって価値観が違うことを実感しました。何が幸せなのか、何を優先するのかは人によって違います。そこにあるのは正解ではなく、その人にとっての大切な場所だったり快適さだったりを選んだ結果なのだと。そして自分の正義を振りかざして、その人の人生をはかるのは不遜なことだとわかってきました。

秋山 自宅だけでなく、その人にとっての"暮らしの場"はグループホーム、特別養護老人ホームなど、さまざまです。どのような療養の場にいても、みんなが腑に落ちる選択ができ、納得して見送れるように、看護師は患者さんや家族の伴走者となり、一緒に考えていくことが必要

なのだと思います。

佐々 多くの人は、病気を患ったときや人生の最期に向き合ったときに厳しい選択を迫られます。しかし、そもそも意思決定の判断材料を持っていないため、戸惑う人も少なくないと思います。こうした人たちがマギーズ東京に訪ねてくると思うのですが、どのようにして、その人たちが納得のいく意思決定に導いていくのでしょうか。

秋山 私たちは水先案内人です。これまでどのように船を漕いできたのかがわからないと、水先案内はできません。その人の生きてきた過程や身内を見送ったときの経験などを聞きながら「自分はどうしたいと思いますか？」と、まず、本人の考えの方向性を理解するようにしています。

佐々 意思決定において、患者さんの家族にはどの程度まで話を聞くのですか？ 在宅療養の患者を支える家族が退職などを余儀なくされる場合もあると思います。最近では、ヤングケアラーの問題もクローズアップされています。患者さんの意思決定は家族の人生にも影響を及ぼすことがあるので、どのようにされているのかが気になりました。

秋山 家族に迷惑をかけるという理由から、入院や施設入所を選ぶ患者さんも少なくありません。こうした人の中には、予後告知がされているようでされていない人もいて、本人・家族ともに今の状態が何年も続

ノンフィクション作家
佐々 涼子

ノンフィクション作家。2012年『エンジェルフライト 国際霊柩送還士』（集英社）で第10回集英社・開高健ノンフィクション賞を、2020年『エンド・オブ・ライフ』（集英社インターナショナル）で「Yahoo! ニュース｜本屋大賞 2020年ノンフィクション本大賞」を受賞。『エンド・オブ・ライフ』は、京都市内にある診療所の医師や看護師らによる在宅医療現場の取材を通じて、人生の終末期を迎えた人々の選択やそれを支える医療・介護従事者の姿を描いている。

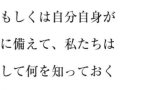

くと想像しがちです。残された時間が短いなら、患者さんには「迷惑をかけてもいいじゃない」と言います。

佐々 そうなのですね。

秋山 つい先日も肺がんの人が相談に来たのですが、少し気になる状態だったので、後日訪問しました。本人は、これまではわりと元気だったのに最近は横になることが多くなってきたとのことで、本当は家にいたいけど、家族に迷惑をかけるから入院しか選択の余地はないと思っていました。

また、日々の生活では酸素濃縮器を付けているのですが、トイレに行くときはチューブが届かないと思って外していると言います。しかも付き添いがないとトイレに行くのが難しい状態にもかかわらず、家族に助けを求めることに遠慮がちになっていました。そこで、夜は家族を呼ばなくても済むように、ポータブルトイレの使用を提案しました。

佐々 家にいて、夜中でも自分でトイレに行ける。心配していた"家族への迷惑"もかけなくて済むというわけですね。

秋山 患者さんの「本当はこうしたい」という本音と、家族に迷惑をかけたくないと感じていることを探り出し、課題解決につなげる。患者さんの話を聞きながら、さまざまな原因や可能性を想像して確認していくことで、解決策を見いだすのも看護師の大切な役割の1つだと思います。

訪問看護師への期待

佐々 私たちは、人が亡くなることとはどのようなことかわからないまま、突然、大切な人を見送らなければならなくなる場面に遭遇します。家族を見送る、もしくは自分自身が患者になる場合に備えて、私たちはどこにアクセスして何を知っておくべきなのでしょうか。さらに、どのようにすればスムーズな意思決定が

できるようになるのでしょうか。

秋山 日本エンドオブライフケア学会*の意思表明プロセス委員会が制作した動画で、山梨市立牧丘病院の古屋聡医師が自身の父親を看取った記録があります。

父親は88歳で胆管がんを患い、当初は手術を受けることを選択しました。なぜなら、アイスクリームしか食べなくなった認知症の妻がほとんど寝たきりの状態なので、自分が弔わなければならないと思っていたからです。しかし、どちらが先に逝くかはわからないし、家族に任せてもよいのだと気づくようになります。そして、手術を受けて病人として過ごすよりも、今の生活を継続するほうがいいという結論に達したのです。

その後、父親が亡くなると、母親は元気をなくし、アイスクリームも食べられなくなりました。古屋医師は、そんな母親に対して、父親の意思決定にかかわる話を彼女抜きで行ったことを謝罪し、これまでの経過を丁寧に説明しました。母親はその話をちゃんと聞き届け、その後にアイスクリームを食べ始めました。

佐々さんの問いに対する答えとしては、一度決めた意思が変わることがあってもいいという柔軟性を持ちつつ、日ごろから家族で対話を繰り返すプロセスが大事ではないかと思います。

---

* 一般社団法人日本エンドオブライフケア学会
　http://endoflifecare.jp/

佐々 確かに家族間で対話をしていれば、何が起きても、家族で対応できることが増えてきそうです。また、古屋医師は医師として父親に病状をきちんと伝えていたのだと思います。それによって、父親は最善の選択ができたのではないでしょうか。今のお話をうかがって、医師が病気の進行具合、手術のメリットとデメリットなどについて、私たちの理解できる言葉で伝えてくれることが、意思決定の大前提となると思いました。

秋山 そうですね。昔に比べると、インフォームド・コンセントは徹底されていると思います。それでも、立て板に水のごとく説明するだけで、患者さんがどこまで理解できているのかを確認していないケースも見受けられます。患者さんが理解できてこその説明です。理解を助ける通訳が必要であれば、看護師がその役割を担うべきでしょう。

佐々 50代の私がそれとなく考えていることは、将来、病気になってもできるだけ家にいたいけれど、1人でトイレに行けないような状態になったら病院に行こうかな、といった緩い気持ちで選択できたらと。療養の場を決めつけずに、状況によってシームレスに動けるとよいかなと思います。

どのように状況が変化しても、どのような心持ちになっても、"心地よい"選択ができることが理想です。どのような選択をしてもよいのだと

思える看護師さん、後悔しないように全力で支援してくれる看護師さんに出会えたらよいなと思っています。

秋山 意思決定の主役は患者さん本人です。たとえ本人が無理だと思う望みであっても、工夫をすればかなえられることもたくさんあります。主役の決定を支えること、迷っているときに背中を押すことが訪問看護師の役割だと考えています。

どこで最期を迎えたいのか、誰と一緒にいたいのか、どのような支援を望んでいるのか、1つひとつ決めることはもちろん、そうした対話を重ねられる関係を築くために、これからも力を尽くしていきたいと思います。

（2021年8月19日：オンラインにて開催）
（構成：ライター・茂木登志子）

意思決定支援
利用者の障壁と看護職の誤解

　「人生の最終段階における医療・ケアの決定プロセスに関する
ガイドライン」の公表から約3年が経ちました。医療・介護職な
どのアドバンス・ケア・プランニング（ACP）に対する認識が
広がる一方で、実際の現場では利用者にとっての障壁や看護職の
持つ誤解により、本人の意思決定が実現しないケースも少なくあ
りません。

　利用者の意思決定の障壁となる要因としては、在宅移行等にお
ける病院看護職・地域の多職種間の連携不足や家族との意見の相
違などが挙げられます。また、医療職の中には、自身の指示に従
わない人・認知症や精神疾患を持つ人は意思決定能力がないと誤
解している人もいます。

　総特集では、まず意思決定における利用者の障壁と、意思決定
支援において看護職の持つ誤解を明らかにします。次にACPに
基づく意思決定支援の基本を押さえた上で、その障壁となる要因
を取り除くために看護師に求められる役割と、支援のあり方につ
いて解説。併せて、支援の実際を紹介します。

意思決定支援
利用者の障壁と看護職の誤解

CONTENTS

目 次

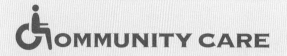

序　章

本人・家族の
意思決定支援に向けて

〈提言1〉

本人・家族と
循環型の対話を続けよう

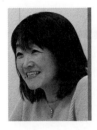

在宅ケア移行支援研究所
宇都宮宏子オフィス
代表

宇都宮 宏子
（うつのみや ひろこ）

1980年京都大学医療技術短期大学部看護学科卒業。病院勤務を経て1991年から在宅へ。京都府の訪問看護ステーションに勤務し、在宅サービス管理業務などを行う。病院から始める移行支援の必要性を感じて、2002年より京都大学医学部附属病院で専任看護師として活動する。2012年独立起業。著書に「退院支援実践ナビ」（医学書院）、「これからの退院支援・退院調整　ジェネラリストナースがつなぐ外来・病棟・地域」（日本看護協会出版会）など。

　本人、家族が見ている風景はどのようなものか。医療者にはその風景が見えているのか。意思決定支援の場面において、医療者に必要な視点や循環型の対話を続けることの重要性について、筆者が出合った事例を交えて紹介いただきます。

先が見えない暗闇の中で

　2020年3月、隙間なく埋まっていた講演会や研修の予定が新型コロナウイルス感染症の影響ですべて中止・延期となり、春が過ぎるころには長期戦になる気配が見えてきました。テレビ等で報道される病院の様子を見ながら、それまで筆者が大切にし、発信してきた"患者に寄り添い、思いに耳を傾ける"、"暮らしの場へ医療・看護を届けて暮らしの延長線で最期のときを支える"といった価値そのものを否定されているような感覚になりました。

　今起きていることをうまく理解できず、いったいこれからどうなるのかわからない、真っ暗な夜道を歩いているような時間でした。私たち

が利用者や家族との間に障壁（バリア）を感じてしまう場面で、本人や家族はこのような先の見えない暗闇の時間を生きているのかもしれないと思いました。

表明されている
言葉の裏にあるもの

　15年ほど前、ある遺族から手紙をもらいました。その手紙には次のような一文が書かれていました。

　「夫（Aさん）は、1月19日夜、天国に旅立っていきました。（中略）残酷な病気が確実に死に向かって進行していく現実に、私たちはとうとう最後まで追いつけませんでした。どこにいるのかもわからず、暗闇の中で右往左往する私たちにしっかりと差し出してくれたその手に、心より感謝を込めて、ありがとうございました」

　Aさんは50代男性、仕事一筋で生きてきた人で、初診時、すでにかなり進行したがんと診

断されていました。外来で、「入院は絶対にしない。最後まで仕事をして、家族と一緒にいたい」と明確な意思表明をしていましたが、妻や娘たちは病気のＡさんを支えられるのか不安を感じており、何かほかに治療方法があるのではないかという希望も持っていました。

ある日、主治医から「積極的な治療が厳しい状況で、これからのことについて相談に乗ってほしい。でも、患者（Ａさん）と家族の意向が違っていて困っている」という支援依頼がありました。外来でわずか2回面談をしたのみで、面談の後は、私からのバトンを訪問看護師が受け継ぎ、支援を続けてくれました。私は決して褒められるような支援はできていませんでした。

面談では、夫に泣きながら「治療をあきらめないでほしい」と訴える妻の背中をさすりながら妻の怒りを受け止め、妻と夫2人で話し合える場面を設定しました。その後に妻へ「強いご主人ですね。大切なのは仕事と家族って言っていましたね」と声をかけ、これまで2人で過ごしてきた物語を傾聴しながら、夫を理解しようとする妻に寄り添うことしかできませんでした。

このように本人と家族とでは見えている風景が違うことがあります。起こり得る未来にどう備えるかの優先順位にも違いがあります。しかし、それは決して意見の対立というわけではありません。言葉にしているそれぞれの思いを反復して受け止めながら、その理由や背景にある思いを語ってもらうと、実はそれぞれの願いやありたい未来の姿は大きく異なっているわけではないのだと理解できるようになります。

看護師はキュアとケアのマネジャーです。その時点での医学的状況の把握と病態予測ができ、これからどのような軌跡を経て人生の幕引きのときまでを穏やかに過ごすことができるのか、先を見通し準備を促すことができます。地域包括ケア時代において、一歩先の道案内をすることが看護師に求められる大切な役割だと思いま

す。ただ、時に本人・家族の思いを置き去りにしてしまうことがあります。
「私たち医療者に見えている風景と、本人・家族の見ている風景は同じだろうか」
「本人の思いをわかったつもりになっていないだろうか」
「立ち止まることができているだろうか」
「医療・ケアの内容や療養方法（食べること・排泄・暮らし方・暮らす場所）の選択をしなくてはいけない場面で決められずにいること、気持ちが揺らいでいることを許容できているだろうか」
「個での支援ではなくチームとして継続支援できているだろうか」

点を線でつなぎ、療養者の人生の絵を描く

●「看取りサポートケア研修」

京都府看護協会は、2015年より訪問看護師と施設看護師を対象に「看取りサポートケア研修」[1] を企画・開催しています。

京都府では、「看取り期」を「本人、家族、医療・介護職員が死（看取り）を意識した時から始まり、看取った後の家族へのグリーフケアまで」[2] と幅広く捉え、その間、老いや各疾患によって変化する個々の状態や家族の状況に応じて意思も変わることに留意し、その都度、可能な限り本人の意思決定を基本とした上で、家族とも十分に話し合う必要があるとしています。この考え方を踏まえて研修では、看取り期を支える人材育成や地域ネットワーク強化のために、本人にとって最良の支援ができる人材育成と、早期から情報を共有し協働する多職種チームをつくることに取り組んでいます。

●人生の点を線でつなぐ3つの「分岐点」

病院という空間はその人の生活者としての姿が見えにくいところです。しかも、入院は「通

本人・家族と一緒に考え、話す「分岐点」を意図的に設定

分岐点①入所前面談・入所時
住まいの場が変わるとき「これからどのような生活を送っていきたいですか」

> これからの生活・人生でやりたいことや目標を語る

分岐点②不安定・低下期
病気や老いによる身体機能衰弱、入院・退院支援の場面
本人・家族と多職種間で病状認識や治療・ケア方針などを共有する

> "どこで、どう生きたいのか"を一緒に考える

分岐点③看取り期
回復が望めない状態
本人・家族と多職種間で病状認識や治療・ケア方針などを共有する

> 意思実現支援。最期まで自分らしく主体的に生ききる

過点」にすぎません。療養者の長い人生という物語の中で、さまざまな分岐点に医療やケアの専門家が点でかかわっています。療養場所が移行したときに、点を線でつなぎ、人生という絵を描いていくのです。

特別養護老人ホームは要介護3以上が対象となるため、入所時に本人の意向を確認することが難しい人が少なくありません。「看取りサポートケア研修」を受講したある特養の看護師は、それまで自宅や入院先へ訪問する入所前面談における看護師の役割は、「その時点で本人や家族が考えているDNAR（Do Not Attempt Resuscitation）＊を確認すること」と考えていたそうです。一方で看護師は、入所前面談で初めて出会う本人と施設入所を決めた家族に対して、DNARの確認に関する質問をすることがとてもつらかったと話してくれました。そこで、入所前から将来の医療とケアを考えている人が少ないことも踏まえて、本人・家族と一緒に考え・話すための「分岐点」を意図的に設定していこうと考えました（図）。

＊ 心肺停止（cardiopulmonary arrest；CPA）の際に心肺蘇生術（cardiopulmonary resuscitation；CPR）を実施しないこと

〈入所前面談・入所時〉

最初の分岐点は、「入所前面談・入所時」です。入所前の面談時には、本人の意思表明ができたとき、在宅療養をしていたときの本人の様子や、本人が大切にしてきた価値観、これからも続けていきたいことを本人のそばで家族から傾聴します。

看護師はその内容を施設でのケアプランに反映していきたいと、施設内の入所時面談シートを改定しました。そして、在宅療養時に支援していたケアマネジャーや訪問看護師、かかりつけ医から情報を受け継ぎ、その思いをつなぎ、紡いでいこうと在宅支援者への発信も始めました。

〈不安定・低下期〉

2つ目の分岐点は「不安定・低下期」です。ここでは本人・家族と多職種間で病状認識や治療・ケア方針などを共有し、「どこで、どう生きたいのか」を一緒に考えていきます。

入院・退院支援の場面では、病院との連携が必要になります。以前は、入所者が入院すると施設ケアマネジャーなど特養の相談員が連携窓口になることが多かったのですが、最近では入院した翌日や早期に施設看護師とケアリーダー

が病院を訪問し、病棟看護師や退院調整看護師と直接情報共有をして、病院医師からのインフォームド・コンセントの場面にも参加しています。本人が望んできた暮らし方・最期等、施設で紡いできた本人の思いを遮断しないように、病院の医療者と施設看護師が話し合う場を持つ施設が増えてきました。

このように今後の医療・ケアや療養方法（食べること・排泄・暮らし方・暮らす場所）を決める大切な場面では、それまでかかわってきた看護師やケアチームが参加して話し合うことを、それぞれの地域で当たり前のことにしていきましょう。

〈看取り期〉

3つ目の分岐点は「看取り期」です。回復が望めない状態で、本人・家族と多職種間で病状認識や治療・ケア方針などを共有し、最期まで自分らしく主体的に生ききるための意思実現支援を行います。

●思いをつなぎ、紡ぎ続けるための工夫

訪問看護ステーションや高齢者ケア施設において、意思決定やACPに関連する「本人の思い」「医師からの説明内容」「本人・家族の反応・受け止め」等の情報を看護チーム・ケアチームで共有し継続して支援していくためには、記録や倫理的視点での効果的なチームカンファレンスの工夫が必要です。

例えば、ここ数年、全国でICTネットワークを活用して情報を共有する医療・ケアチームが増えてきました。このネットワークをとおして、本人が日常のケア場面や雑談の中で話したACPにつながる言葉を残し、共有しています。ACPに関連する情報を、経過を追って見られるように記録を工夫しているシステムもあります。家族などインフォーマルな支援者も共有できるように設定することも可能です。

事業所内だけでなく、チームそして地域で本人の思いを共有し、療養場所が移行してもその思いをつなぎ紡ぎ続けることができるよう訪問看護師・施設看護師が地域を牽引していきましょう。

本人・家族の思いを紐解いていく

●支援は1人ではなくチームで

これまでの人生で距離を置いて暮らしてきた家族であっても、家族の誰かが生き方を左右する病気を患い最期の生き方を考えるという場面では、治療法や療養方法、これからどう生きていくかを本人と考え、決めていくことが求められます。その過程で、時に話題にしたくない、開けたくなかった「パンドラの箱」を開けてしまうこともあります。以下に前職で退院支援にかかわったBさんの話を紹介します。

Bさんの妻は「この人の存在そのものを許せずに生きてきました」と絞り出すように話し始めました。医療ソーシャルワーカー（以下：MSW）は、「本人、家族（妻・既婚の長女）と面談をした際、妻の表情に違和感があった」と言いました。私はBさんが入院前のADLと変わりなく、内服で症状緩和ができていることから、在宅療養移行に大きな問題はないと思っていました。本人の喜んでいる表情しか見ていなかったのです。

1人で判断せずに、チームで支援することの意味はここにあります。

●家族の感情に添いながら

私たち看護師には、本人の意思を尊重するために、時に障壁（バリア）となる医師や多職種に立ち向かっていく使命があります。病院では、本人の尊厳を守る最後の砦になろうとMSWとともに頑張ってきました。しかし、そのことが家族を苦しめてしまう場合もあります。

家族にとっては、本人と生きてきた時間の延長線上に今があります。家族の思い、心模様、

感情を置き去りにはできないのです。

●一緒に悩んでいる支援者の姿を見せてもいい

「さぁ、どう考えていこうか。ここから先、誰を交えて話したら穏やかな対話ができるかな」という心のつぶやきをあえて声にして、一緒に悩んでいる支援者の姿を本人や家族に見せてもいいのではないでしょうか。そして、どこで、どう折り合いをつけるか、循環型の対話を続けていくのです。

そうして表明されていることの理由や、後ろに隠されている思い、さらにそう考えるに至ったこれまでの本人が歩んできた物語、家族としての思いを、問いかけながら紐解いていく。その結果、実はめざしている姿や、あってほしい未来の姿には、大きな違いはなかったということが理解でき、方向性を整理することができるかもしれません。

意思決定支援が困難な中にあっても

2020年から始まったコロナ禍によって、家族面会や対面でのカンファレンスに制限がかかりました。医師からのつらい説明が電話だけで行われています。本人と家族の思いを確認しながらの意思決定支援が困難な状況にあります。

しかし、こうした中でも、入院中の患者に対して訪問看護師がこれまで以上に電話で丁寧に相談を受けたり、医師がオンラインを活用して説明する場面を設定し、そこに入院前からの支援者が参加するなど、精一杯の工夫がされています。また、感染対策を徹底することで従来どおり、退院前カンファレンスや退院前自宅訪問を実践している病院もあります。

入院すると家族に会えなくなるからと、訪問看護や訪問診療を活用して在宅医療へ移行する療養者も増えました。

暮らしの場だからこそ、また日常の中でこそ、本人は思いを語ることができます。本人・家族から見えている風景を、そばで一緒に見てください。気持ちが揺らぎ、医療・ケアの内容や療養方法を決められないことに、時に耐えながらも、ここぞというタイミングではそっと背中を押せる看護師が必要とされています。このような看護師たちが、皆さんの地域でつながっているでしょうか？

●引用・参考文献
1) 公益社団法人京都府看護協会：看取りサポートケア研修, https://www.kyokango.or.jp/training-plan-detail.html?id=128［2021.9.18確認］
2) 京都地域包括ケア推進機構：看取り対策プロジェクト，「さいごまで自分らしく生きる」を支える京都ビジョン・京都アクション，https://www.kyoto-houkatucare.org/wordpress/wp-content/uploads/2015/03/kyoto-vision.pdf［2021.8.15確認］

●在宅ケア移行支援研究所宇都宮宏子オフィス
〒600-8076
京都府京都市下京区泉正寺町470-1 ARK 洛央 101
https://www.utsunomiyahiroko-office.com

〈提言2〉
本人の「納得できる選択」をめざす

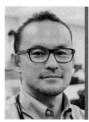

医療法人社団悠翔会
理事長／診療部長

佐々木 淳
（ささき じゅん）

1998 年筑波大学医学専門学群卒業。三井記念病院内科・消化器内科、東京大学医学部附属病院消化器内科を経て、2006 年在宅療養支援診療所（現：医療法人社団悠翔会）を開設し理事長に就任。日本内科学会認定医。

　意思決定支援における、医療者の持つ誤解や思い込みを明らかにしながら、患者が納得のできる選択をするために重要なことについて提言いただきます。

　私たちの人生は選択の連続です。選択を重ねながら、私たちは人生を歩んでいきます。今までこうして生きてきた中でも多くの選択をしてきましたし、これから先も多くの選択をしていくことになります。つまり、人生を生きるとは、生き方の選択＝意思決定の積み重ねです。

　医療・ケアの現場における意思決定支援の目的も、医療の選択ではありません。本人の納得できる生き方の選択です。これは、本人の人生の質を大きく左右します。したがって、医療・ケアの専門職は、意思決定支援に対する適切な理解とスキルを持つ必要があります。

意思決定支援における医療職の誤解

　在宅や高齢者ケア施設の現場では、支援を開始した段階から、意識障害や認知機能の低下が見られるケースが少なくありません。このような場合、本人の意思決定する力の有無をどのように判断すればいいのでしょうか。一般的には病名や年齢、態度、社会的背景などから推測することが多いと思います。しかし、これらの要素だけで判断することは適切ではありません。

　意思決定する力は、主に次の4つの要素で構成されます[1]。

①理解：意思決定のために必要なことをわかっているか

②認識：病気、治療、意思決定を自分自身の問題として捉えているか

③論理的思考：決定内容は選択肢の比較や自分自身の価値判断に基づいているか

④表明：自分の考えや結論を伝えることができるか

　本人との対話の中で、反応や返答内容などを注意深く観察し、この4つの要件が満たされているかを慎重に判断します。また、不足している要素があれば、医療・ケアチームのかかわりによって、その部分を補う努力をする必要があります。

例えば、一般的に記憶障害のある認知症の人は判断力がないと考えられることが多いです。家族との死別を覚えていられない人に、自分の今後のことを考える力などないだろうと考えがちです。しかし、即時記憶が保たれているのであれば、現状をしっかりと伝え、それが記憶の中に保たれている間に、本人の意向を確認できるかもしれません。

さらに明らかに非合理な選択をする場合、意思決定能力がないと判断してしまうことがあります。しかし、医療・ケアチームの個人的な価値観や信念と合致しないという理由で、相手の判断力を否定してはいけません＊。「自分たちの価値観に一致するか」ということよりも、「本人の生き方と一貫性があるか」ということを評価すべきです。

その人の人生はその人自身のものです。家族のものでもなければ、もちろん医療・ケアチームのものでもありません。意思決定能力の判断については、特に慎重であるべきです。

以下に、意思決定支援においてよくある誤解を紹介します。以下の10項目は、すべて間違いです。特に医療職においては、このような思い込みが多いことが指摘されています[2]。

❶意思決定がないことと、本人が今できないことは一致する

❷専門職の指示に従わない場合、意思決定能力がない

❸専門家の指示に従っているうちは意思決定する力を評価しないでよい

❹意思決定する力は「All or Nothing（あるかないか）」だ

❺認知障害があれば、意思決定する力はない

❻意思決定する力の低下は永続的である

❼十分な情報提供をせず、意思決定する力がないと決めつける

❽認知症、精神疾患の患者はすべて意思決定す

＊ Mental Capacity ACT 2005.（英国の新・成年後見法）

る力がない

❾非自発的に入院している患者は意思決定する力がない

❿意思決定する力を評価可能なのは精神科の専門家だけだ

本人の意思決定において医療職が知っておくべきこと

●重要なのは患者の「納得のできる選択」

若く元気な人には無限の選択肢があります。しかし、心身の機能に障害が発生すると、選択肢は自ずと制限されます。残された時間がたっぷりとあるなら、選択をやり直すことができます。しかし、残された時間が少なければ、後戻りできないことが増えてきます。

人生の最終段階に近づくにつれ、選択肢は少なくなり、選択のやり直しが難しくなっていきます。どの選択がその人にとって最適なのか、それはその人の価値観や人生観、その時々のコンディションによっても変化するはずです。

「正しい選択」は誰にもわかりません。また、どのような選択をしても、病気が治らない、死期が近いという事実を変えることはできません。だからこそ「納得のできる選択」ができることが必要であり、そのためには「何を選んだか」よりも「どう選んだのか」のほうがより重要になります。

特に心身の機能や構造に障害のある人、残された時間が短い人は、周囲の環境で選択肢が大きく変わります。医療・ケアチームのかかわりによって、選択の幅は広くもなれば、狭くもなるのです。私たちは、納得のできる選択を支援する以前に、その人にとってよりよい選択肢をより多く確保することが求められます。

●患者の「自己決定」は最適な意思決定の手段なのか？

現場では、「話し合って決めておいてくださ

い」と本人や家族に考えてもらうことがよくあります。また、自分の医療のことは自分で決める「患者の自己決定」という考え方も広がってきています。実際、「私は延命治療を希望しない」「私はがんになっても放射線治療や抗がん剤は拒否する」と言う患者にも出会うようになりました。

しかし、医療は進化しています。そして新しい選択肢も次々と出現しています。これまでは"延命"とされていた医療処置で自分の人生を取り戻し、何十年も社会の中で活躍している難病の患者もいます。強い副作用が恐れられていた放射線治療や抗がん剤も安全性や治療成績が向上して、がんの10年生存率は6割を超えるまでになっています。

正しい知識や理解を伴わない「延命措置はしない」「放射線や抗がん剤の治療はしない」という本人の意思を尊重することは、果たして、その人にとって最適な選択といえるでしょうか。

●最適な選択をともに考える「共同意思決定」

正しい情報がなければ、最適な自己決定は難しいものです。状況が刻々と変化する中で、その人にとって本当に最善の選択は何なのか。医療・ケアチームも含めて、一緒に話し合って考えるべきではないでしょうか。その選択によってどんな未来が待っているのか、本人の価値観を大切にしながら、それぞれの選択肢についてじっくりと話し合う、十分な情報に基づいてじっくりと考える、これが「共同意思決定」です。

治療すれば治る病気の方針決定は簡単です。しかし、治らない病気や障害とともに、人生の最終段階を生きている人にとって、この「共同意思決定」は納得のできる選択をするために、非常に重要なプロセスとなります。

●「意思決定＝意思確定」ではない

共同意思決定で方針が決まったとしても、それはあくまでその時点での選択です。病状や環境の変化によって、本人の価値観や優先順位が変化することはあり得ますし、それによって当然、最適な選択も変わります。また、私たちの気持ちは揺らぐものです。だから「一度決めたからそれで終わり」ではなく、考え続けることが大切です。対話を重ねることで、気持ちが徐々に定まっていきます。

現状の受け入れが十分にできていない状況では、意思決定をすること自体が困難なときもあります。提供された情報に対して拒絶的・感情的になる、提示された選択肢以外にもっとよい選択肢はないかと模索する、あるいは選ばなければいけないという状況から目を背ける、自分では選ばないという選択をする、などはいずれも理解できる人間的な反応です。

このような場合、医療・ケアチームは無理に結論を急がせるべきではないでしょう。対話を通じて、意思決定を困難にしている理由に本人が気づくためのヒントを探しながら、まずは現実を受容できるよう支援していく必要があります。

●「意思決定＝医療の選択」ではない

意思決定は、納得のできる人生、自分らしい人生を生きるために必要な手段であり、どのような生活が自分にとって理想なのか、これから先をどう生きたいのかを一緒に考えるプロセスです。

どこで・誰と・どんな生活や人生を送りたいのか。それが明確になれば、どんな医療やケアが必要なのか、どこまで医療をすべきなのか、どこで医療やケアを受けるのか、それは自ずと決まります。医療・ケアの内容や療養場所の選択は、生活や人生の一部にすぎません。

●意思決定とは、皆で一緒に考えながら着地点を探るプロセス

意思決定に当たっては、この先、人生がどのように進むのか、病状や治療の選択も含めて具体的なイメージを、本人・家族と医療・ケアチームで共有する必要があります。そのために「会

議」のような場が必要になることもあります。しかし、その会議ですべてを決めることはできません。

　また何かを決めたとしても、それはその時点における暫定的なものです。生活を継続しながら、本人は最適な選択を考え続けます。そして、家族や医療・ケアチームとの継続的な対話の中から、自分にとって大切なものは何なのか、人生において優先したいものは何なのかが少しずつ明確になり、最終的には自信を持って「これ」と言える選択に行きつきます。

事前指示書とACP

●事前指示書とその注意点

　現場では、本人の医療・ケアに関する意向について一筆書いてもらうことが多く見られます。これは「事前指示書（アドバンス・ディレクティブ）」と呼ばれ、これがあれば、本人が意思表示できなくても、周囲はその文書に従えばよいということになっています。

　しかし、事前指示書には想定された状況に対する方針しか記されておらず、その選択に至った文脈は含まれていません。行間に隠されたニュアンスを読み取ることができなければ、時に本人の意図しない行為を行ってしまうかもしれません。しかも、その人の人生が想定どおり進むとも限りません。想定外の経過になった場合、そこから先の選択は事前指示書には記載されていないのです。

　また、人生の最期に事前指示書に書いた内容に対して「こんなはずじゃなかった」と本人が思ったとしても、その時点で文書を書き換える能力がないと判断したら、否応なしにその文書に従った医療・ケアを提供することになります。そうなると、本来は自分らしく生きるための事前指示書が、その人の希望しない選択につながる危険があります。

●ACP（Advance Care Planning）

　そこで重要になってくるのがACP、いわゆる「人生会議」です。ACPは何かを決めておくことを必ずしも目的としていません。あえて「Planning」と進行形になっているのは「一度決めて終わり」ではなく、対話を続けるという意味があります。

　その対話の積み重ねを通じて、その人の人生観や価値観を理解・共有する人が周囲に増えていきます。そうなれば、もし本人の判断能力が失われても、周囲の人たちが本人の人生観や価値観、優先順位や判断基準に基づいて、本人の納得できる選択をすることができるはずです。

　もちろん、先に本人が決められるのであれば、決めておいてもよいのです。しかし、体調が悪化したとき、最期のときが近づいてきたとき、気持ちが変化することもあります。「揺らぐ」と表現されることもありますが、新しい判断材料が加われば、当然、選択肢も変わり得ます。経過の見通しが明確になれば、状況判断も自ずとよりリアリティを伴うものになります。これは「揺らぎ」というより、「意思決定の更新」というべきかもしれません。

　変化が起こり得るからこそ、対話を続けることが大切になります。

ACPの留意点

●本人の意思と本人の発言は必ずしも同一ではない

　対話を通じて本人の本当の気持ちを探ることもACPの重要な目的です。本人の表現形（すぐに「死んでもいい」と言う人など）、うつ状態やアルコール・薬物などの影響について留意が必要です。また、意思表示ができる能力があっても、周囲への遠慮やあきらめから、本当の気持ちを口にできない状況も生じ得ます。本人が自分の本当の気持ちに気づける、本当の気持ち

を伝えられる条件を整える必要があります。

●意思はあるが、表出が困難なケースについては特に配慮が必要

意思疎通が困難な場合であっても、本人の意思が明確なケースが少なからず存在します。ゆっくり落ち着いて対話できる時間、対話に必要な道具や専門家、対話に最適なタイミングを確保するなどの配慮が求められます。

●「共同意思決定＝同調圧力」になりやすい

キーパーソンと呼ばれる人が議論をリードし、その人が選択した結論に誘導したり、押しつけたりするケースもよくあります。そうならないように、適宜ファシリテートしながら、本人が落ち着いて安心して本音を言える環境を確保します。

また、共同意思決定にかかわる私たちも、自分自身の中にある「正義」や「模範解答」を無意識のうちに本人に押しつけていることが少なからずあります。医療・ケアの専門職は自分たちのそのような傾向をあらかじめ十分理解し、自分の考えを俯瞰的に捉えることができなければなりません。

●対話のプロセスそのものを支援に

タイミングを見はからって「意識的・計画的な意思決定」を行う場合には、議論を意図的に収束・単純化させないように留意します。大切なのは何かを決めることではなく、納得できる答えが見つけられることです。加えて、その対話のプロセスそのものを支援にできる力が必要です。

＊

意思決定支援は、医療・ケアチームに求められる基本的なスキルの１つです。それは、その人の人生の質を大きく左右するものです。そして、私たちの日々のかかわりそのものが、実は意思決定支援のプロセスの一部でもあります。

誤解されることの多い意思決定支援のプロセスについて、日々のかかわりを反芻しながら、チーム内でお互いのかかわりを評価し合い、納得できる人生を生ききれる支援を実現していきたいと考えます。

●引用・参考文献
1) Grisso, T., Appelbaum, P.S.：Macarthur Competence Assessment Tool for Treatment(MacCAT-T), Professional Resource Press/Professional Resource Exchange, 1998.
2) Ganzini L., Volicer L., Nelson W.A., et al.：Ten myths about decision-making capacity, Journal of the American Medical Directors Association, 5 (4) , p.263-267, 2004.

●医療法人社団悠翔会
〒105-0004
東京都港区新橋 5-14-10　新橋スクエアビル７階
http://www.yushoukai.jp/

〈提言3〉
当事者の抱える
自己決定の難しさ

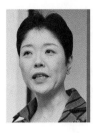

認定NPO法人
ささえあい医療人権センター COML
理事長

山口 育子
（やまぐち いくこ）

自らの患者経験を経て1991年秋COMLと出合い、1992年2月よりCOMLスタッフとなり相談・編集・渉外などに携わる。2002年COMLのNPO法人化とともに、専務理事兼事務局長に就任。2011年8月より理事長。著書に「賢い患者」（岩波新書）。

　「ささえあい医療人権センター COML」理事長の山口育子さんに、電話相談活動から感じた患者が自己決定できない要因と、身近な4人の最期に深くかかわった自身の経験を基に、意思決定支援において看護職に望むことについて述べていただきます。なお、本稿は小誌2020年4月号の記事に一部加筆・修正し掲載しています。

自分のことを決められない

　認定NPO法人「ささえあい医療人権センターコムル
COML」は、患者の自立と主体的な医療参加をめざして1990年から活動を続けてきました。日常の活動の柱は全国の患者・家族からの電話相談対応で、その総数は6万4000件を超えています。

　私は同じ患者の立場で相談者の話に耳を傾けてきて、この30年で患者の医療・ケアに対する意識は大きく変遷したと実感しています。インフォームド・コンセントの登場とともに情報社会になり、患者の権利意識が台頭してきまし

た。また、“医療安全元年”と呼ばれる1999年を境に医療不信が一気に高まり、医療機関では医療安全管理体制の構築が求められ、それに伴い患者への接遇・コミュニケーションのあり方も大きく変化したと感じています。

　ところが電話相談に応じていると、30年間ずっと変わらない相談内容があります。それは、相談というより“判断”を求める——つまり「他者に決めてほしい」、自己決定できないという相談です。

　ただし、その背景は異なってきています。1990年の開設当時は、患者に情報が閉ざされていた時代で、正しい病名や処方された医薬品名さえ伏せられていました。そのため、患者が「理解できない」「決められない」原因は、情報が提供されないことに起因すると感じており、情報が提供されれば、自分で決められるようになると漠然と考えていたのです。

　情報社会の進展に伴い、医師は長い時間をかけて詳しい説明を行う時代になりました。患者のまわりには情報があふれ、その気になれば専門家の持つ情報と同じものすら手に入るように

なりました。しかし、それによって患者が説明された内容を正しく理解して医療・ケアなどを自分で決められるようになったかというと、情報の波に溺れて翻弄されている人が少なくありません。

現在、ちまたにはインターネットが急速に普及し、年代を問わず多くの人が小さなパソコンとでも言うべきスマートフォンを持ち歩いていますが、情報リテラシーを養っていないため、間違った情報をうのみにしたり、情報を適切に選ぶ・読み解くことができなくなったりしています。

日本でのアドバンス・ケア・プランニング

アドバンス・ケア・プランニング（ACP）は欧米で普及したと言われています。これはおそらく自己決定や意思表示を行う国民性によるものでしょう。日本ではそもそも自己決定や自己主張は「我が強い」などと言われ、マイナスイメージを持たれる傾向があると思います。

私は子どものころから自分の生き方や進路を自分で決めないと気が済まない性分で、大人からは理解が得られず、とても生きにくい子ども時代を送りました。1990年に25歳で卵巣がんを発症したときに「自分の受ける治療方法を決めたい」と主張すると、医師から「とんでもない‼　こちらの決めた方針に従ってもらいます」と言われました。このような時代がつい最近まで続いていたのです。

医療における情報量の増加により、治療方法の選択肢も増え、それにより医師が主導権を握ってすべてを決めることができなくなり、当然ながら「患者の自己決定」が求められるようになりました。さらには、国を挙げてACPに取り組もうと、「人生会議」なる愛称まで決まりました。しかし、これまで人生の節目に明確

な自己決定をしてきた人は多くありません。それだけに、突然、命にかかわる自己決定を求められても決められず右往左往している――それが現状だと思います。

身近な4人の死にかかわって

私はこれまで4人の身近な人の死に深くかかわりました。

●明確な意思表示のできた94歳の祖母

まずは2005年に94歳で亡くなった祖母です。祖母は体調が悪化した際、意に反して救急搬送されてしまい、私を病室に呼んでくれと意思表示したそうです。連絡を受けて私が駆けつけると、「自宅へ帰らせてくれ」と懇願しました。そこで、母のきょうだいや医師を説得し、祖母を自宅に連れて帰りました。もともと芯の強い、しっかりと意思表示をする人だったので、まわりも納得したのだと思います。

●死に直面し気持ちが揺らいだ COML創始者の辻本好子

2011年にCOML創始者の辻本好子が胃がんのため62歳でこの世を去りました。私は血縁関係にありませんが、キーパーソンとして医師の説明の場にほぼすべて同席し、本人が昏睡状態になった後、辻本の代わりに2枚の同意書にサインもしました。辻本は胃がんが判明し、しかも未分化型の印環細胞がんだとわかっていたため、最悪の事態を想定して術前に事前指示書を作成しました。そこには「意思表示している以外のことを誰に、どのように判断してもらうか」「否定したい延命治療の具体的な内容」「葬儀と遺骨の取り扱い」「財産の取り扱い」「遺品の取り扱い」「謝意」というポイントが見事に明記されていました。

ここまで意思表示する人であれば、早くから死を受容し、自身の意思を貫いたかというと、決してそうではありませんでした。余命も含め

てすべて知ったことを一時は後悔し、余命が1年であることを受け止められず、その悔しさは怒りの発露となって、唯一マイナス感情を表出できた私に向けられました。事前指示書はおそらく一度も見直さず、自ら目にするのも嫌だったのではないかと思います。症状の変化に気持ちが揺れ、最期のころは病状を詳しく知ることを避けていたようで、現状認識が医療者や私と異なっていたことも一度や二度ではありません。もちろん個人差がありますが、医療に対する知識があり、明確に意思表示していても、命の限界に直面すると自己コントロールが効かなくなることもあるのだと痛感しました。

●意思表示できなくなった80歳の父

辻本が亡くなった翌年、80歳の父を看取りました。父は皮膚疾患の入院治療で使用したステロイド薬が原因でステロイド性の糖尿病を発症しました。そして血糖コントロールが不十分なまま退院したため、自宅で低血糖による意識障害を起こし、まわりに気づかれないまま6時間も倒れていました。このとき、家族は父が寝ていると思っていました。それにより父は急速に脳の機能障害が進み、認知症のような症状が出現し自分で意思表示できなくなりました。

父は長年、町内会長を務めており、町内会の人や親せきの葬儀を一手に引き受けていました。そういった経験から、自分の葬儀を手配できる人がいないことを危惧し、皮膚疾患の入院治療中に「こんな機会だから」と、自分の葬儀への希望を私に託しました。しかし、自分で意思表示できなくなり助かる見込みのない場合に、延命治療を受けるかどうかなどについてはいっさい決めていませんでした。そのため、家族は苦しい選択と向き合わなければならなかったのです。脳の機能障害が進んでも「家に帰りたい」と繰り返す父の思いをかなえようと自宅療養を提案した私と、「見込みがあるなら治療の継続を」と望む弟との間で意見の食い違いがあり、

治療等の方針の決定に困難を来しました。

●自己決定を私に委ねた79歳の母

最後は、2017年に79歳で亡くなった母です。母は私への依存心が強い人で、難しい医学的な説明を十分に理解できない、典型的な日本の高齢者でした。母の最期の9カ月は、ある意味、私が行ったACPだったと思います。

母は約30年前に真性多血症(原発性赤血球増多症)と診断されました。強い副作用を生じる可能性が高い治療を望まなかったため、地域医療を手がける病院の内科で必要に応じて瀉血をしながら、だましだまし健康を保っていました。真性多血症は白血病に移行する可能性があると聞いていたので心配していたところ、亡くなる数年前から末梢血に幼若細胞が出現するようになりました。2016年11月に母はヘモグロビンが7g/dLの値まで低下し、「医者からひどい貧血状態だから入院が必要かもしれないと言われた」と私に連絡してきました。私が「30年近く血液内科を受診していないから、一度きちんと診てもらい、どんな状態かを調べてもらう?」と聞くと、母は「そうしたい」と答えたため、かかりつけ医に病院の血液内科を紹介してもらいました。

受診前にアンケート用紙が渡され、それには「病気がわかったら病名を知りたいですか」と記されていました。私は母に「白血病かもしれない」と言っていたので、母は「はい」にマルを付けました。ところが次の「助からない病気とわかったときに説明を受けたいか」という質問には大きく動揺しました。そこで私は、「自分で知りたいと思うまで、とりあえず私が説明を受けようか」と提案し、母もそれに同意しました。検査の結果、母は骨髄線維症の予後不良群と診断され、私は担当医からの説明を受けて「それでは余命半年ぐらいでしょうか」「それぐらいの状態だと思います」と会話を交わしたことを覚えています。

医師からの病気・病状の説明を理解したり、治療方法を選択したりするのは、母から委ねられた私の役目で、母には私から説明をしました。しかし、もう助からないのであれば、母にしかできない選択や意思表示があるはずです。そこで、現状の理解と意思を引き出す必要性があると判断し、時間をかけて"作戦"を実行しました。

まず「残念ながらこの病気は助からない」と繰り返し伝え、可能な限り実家を訪ねたり、受診に付き添ったりしました。母は、初めは慢性疾患と受け止めていましたが、「忙しいからめったに来なかった娘が頻繁に来てくれる。これは、かなり深刻な状態ではないか」と思うようになりました。さらに「来年、私は本を出版することになったから、それまで頑張ってね」と伝えると、母は「うん」と返答しました。その後、診察室で担当医に「娘から、『来年本を出すまで頑張って』と言われたのですが、来年まで生きるのは難しいのでしょうか」と聞いたと、付き添っていた義妹から連絡がありました。

そこで、頃合いを見て「まだ今すぐの問題ではないけれど聞いておきたい」と前置きして、延命治療や葬儀、遺骨の取り扱いについて母の意向を尋ねました。その結果、死が近づいたころに母は自分の死装束の保管場所や預金の取り扱いの希望などについて、同居していた弟夫婦に伝えたことを後で知りました。

＊

このような経験をとおして、本人の意思を引き出すためには、本人の性格・考え方・状況の理解度などを知ることが不可欠であり、本人の「自分が置かれている状況」を受け入れるスピードや心構えにも大きな個人差があることを知りました。また同時に、忙しい医療現場において、医療者が説明を繰り返し行う困難さも理解しました。

看護師には、患者1人ひとりが個別的な存在であることを受け止め、その人たちへの理解を深めながら根気強く意思決定支援に取り組んでいくことが求められると考えます。

●認定 NPO 法人ささえあい医療人権センター COML
〒 530-0047
大阪府大阪市北区西天満 3-13-9
西天満パークビル 4 号館 5 階
TEL 06-6314-1652
https://www.coml.gr.jp/

序章

《提言3》 当事者の抱える自己決定の難しさ

日本看護協会出版会の本

Community Care MOOK（C.C.MOOK）

「暮らしの保健室」ガイドブック

秋山正子［総編集］

▶秋山正子さんが始めた全国に増え続ける「暮らしの保健室」。この敷居の低い"よろず相談所"は、看護の力を発揮できる素敵な居場所です。あなたも始めてみませんか？

「暮らしの保健室」活動は、分け隔てのない相談窓口として看護職の力を存分に生かせる取り組み。開設・運営の仕方を詳説し、全国35の保健室からの充実レポートで構成。

A4判変型 ● 184頁 ● 定価3,080円（本体2,800円＋税10%）● 発行2021年

コールセンター（ご注文）▶▶▶ tel. 0436-23-3271　fax. 0436-23-3272　https://www.jnapc.co.jp

日本看護協会出版会

VOL.23　No.13　023

Nursing Today ブックレット

·06·

「生きるを支える」リハビリテーション

全人間的復権をめざして。

Total Restoration of Human Rights

上田 敏 語る　三井さよ 訊く

日本のリハビリテーション医学の第一人者である上田敏氏。その思想の形成過程と内実について、障害者支援に関わる三井さよ氏（法政大学社会学部教授）が鋭く迫ったロングインタビュー。生活モデル化・地域包括ケア化が進む現代社会において、医療に「生活」と「人間」の豊かな像を持ち込んだ上田氏の思想を振り返ることは、リハビリテーションを担う全ての人が今後の専門職としての課題を見定める上で大きな意義があります。

〈目次〉
◉ 全人間的復権としてのリハビリテーション
◉ ICIDH から ICF へ
◉ インフォームド・コンセントからインフォームド・コオペレーションへ
◉ 障害の受容
◉ リハビリテーション医学の評価

A5判／64頁　定価990円（本体900円＋税10%）
ISBN 978-4-8180-2281-2

「Nursing Today ブックレット」について

　弊社では、看護やケアをめぐり社会で何が起きつつあるのかに注目し、編集者のさまざまな問題意識（＝テーマ）を簡潔かつ幅広く発信していく新しい媒体、「Nursing Today ブックレット」を企画しました。膨大な情報の中から自分にとって何が重要で、正しく適切なものかを見極めることがますます難しくなるなか、医療と社会の間に広がる多様な課題について読者の皆さまと視点を共有し、ともに考えていく上で必要な情報をお届けします。
（日本看護協会出版会 編集部）

ご注文に関するお問い合わせはコールセンターまで ▶▶▶　Tel. 0436-23-3271　Fax. 0436-23-3272　ホームページ ▶▶▶ https://www.jnapc.co.jp　日本看護協会出版会

第1章

ACPに基づく意思決定支援の基本と病院看護職・多職種連携のあり方

〈解説〉
ACP に基づく意思決定支援と連携のあり方

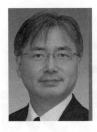

国立研究開発法人
国立長寿医療研究センター
緩和ケア診療部
医長

西川 満則
（にしかわ みつのり）

1989 年岐阜薬科大学卒業、1995 年島根医科大学卒業。愛知国際病院ホスピス、名古屋大学呼吸器内科を経て、2000 年国立長寿医療研究センター着任。2021 年より現職。日本老年医学会専門医、日本呼吸器学会専門医。日本エンドオブライフケア学会理事、日本在宅医療学会評議員等。

　アドバンス・ケア・プランニング（ACP）の基本的な考え方や倫理的課題などの基礎知識を整理した上で、在宅療養支援における病院看護職や地域の多職種とのICTを活用した連携のあり方に触れ、今後の展望について述べていただきます。

ACPに基づく意思決定支援

　わが国では、ACP に基づく意思決定支援がますます注目されてきています。2018年、厚生労働省は ACP の概念を盛り込んだ「人生の最終段階における医療・ケアの決定プロセスに関するガイドライン」[1]（以下：ガイドライン）を公表しました。2019年には、日本老年医学会が「ACP 推進に関する提言」[2]（以下：同提言）を発表しました。

　ガイドラインは、2007年に初版「終末期医療の決定プロセスに関するガイドライン」が公表されて以来、改訂が行われてきました。この改訂は、医療現場から生活現場へ、差し迫った意思決定支援から前もって行う意思決定支援に

向けて行われてきました。特に 2018年の改訂では ACP の概念が盛り込まれ、介護支援専門員などの生活支援職のかかわりが明記されたことが大きな変化でした。

ACPの定義

　同提言では、ACP を「将来の医療・ケアについて、本人を人として尊重した意思決定の実現を支援するプロセスである」[2] と定義しています。ACP では差し迫った医療・ケアではなく、将来の医療・ケアについて考えます。また、本人を人として尊重した意思決定支援を行います。必ずしも意思決定能力が十分でなくとも、そうした支援を行うことが求められます。ACP では単に 2 つ以上の医療・ケアの選択肢から 1 つを選ぶという意思決定のみならず、その意思がかなうよう意思実現までを支援します。意思決定を実現する結果も重要ですが、それ以上にそこに至るまでのプロセスを重視します。プロセスにおける対話には、本人が人生や生活の中で大切にしていることや譲れないことが多く含

まれています[2)]。

ACPの４つの段階

　次に、ACP を理解するために４つの段階を操作的に定義してみます。

　第１の段階は、意思形成の段階です。本人の意思は、初めから言葉として形を成しているわけではありません。形を成していない、本人の思いの断片（ピース：piece）がやっと言葉になり始める段階が意思形成の段階です。

　第２の段階は、意思表明の段階です。この段階では、本人の思いのピースをパズルのようにつなぎ合わせることで価値観、大切にしていること、譲れないこと、気がかり、人生や生活の目標などが表明されます。しかし、必ずしもこの段階で将来の医療・ケアを選択するわけではありません。同提言の中でも、ACP のプロセスにおいて話し合う内容として「本人の価値観、信念、思想、信条、人生観、死生観や、気がかり、願い、また、人生の目標、医療・ケアに関する意向、療養の場や最期の場に関する意向、代弁者など」[2)] が挙げられています。

　第３の段階は、意思決定の段階です。意思決定とは、表明された価値観等に照らして将来の医療・ケアについての２つ以上の選択肢から１つ以上を選ぶ段階、あるいは選択の過程で生まれた３つ目の選択肢も含めて１つ以上の将来の医療・ケアを選ぶ段階です。リビング・ウイルをイメージすると理解しやすいでしょう。

　第４の段階は、意思実現の段階です。決定した本人の意思を関係者の意向や状況認識、価値観の対立等に配慮しながら、実現すべく努める段階なのです。同提言の中でも、価値観の衝突の中でも本人の価値観を第一に尊重する重要性について触れられています[2)]。

　以上の操作的定義のよいところは、第３段階の意思決定の段階のみが ACP であるという誤解を避けられる点です。将来の医療・ケアを選ぶには、さまざまなピースが関係しています。そのため、第１段階も第２段階も重要となるのです。

　また、第４段階の意思実現を強調している点もよいところです。意思決定を実現するのは誰なのか、という疑問がわいてきます。一度、将来の医療・ケアについて本人の希望を聞いただけでは、ACP の実践として不十分です。ACP のアウトカムにはさまざまな指標がありますが、事前に決定された本人の選好に即して本人の意思が実現されることが大切です。第３段階から第４段階にかけての倫理的なジレンマも踏まえて、ACP をすすめることが重要です[3)]。

　広い意味では、この４つの段階が意思決定支援の段階ともいえます。

本人の意思決定能力の評価

　「本人の意思がなんであるかわからないので決めることがつらい」「本人だったらどう考えるだろう」といった悩みを抱えることがあります。そこで重要なのは臨床倫理の一丁目一番地の「自律」です。すなわち、「自分で決める・選ぶ」ことです。次に、自分で決められる意思決定能力について述べます。

　同提言には、意思決定能力について「ACP は基本的に判断能力を有する人を対象とするため、本人の価値観や意向の文書化に際して、標準的な意思決定能力に関する評価を行うことが推奨される」[2)] と記されています。具体的な評価方法は他書に譲りますが、「本人が自分で医療情報を理解することができる」「自分事として把握できる」「自ら複数の選択肢の中から選ぶことができる」「選んだ内容をその理由とともに誰かに伝えることができる」、さらには「その選択に責任を持っている」、ここまで完全な意思決定能力を有している人はむしろ少ないと

思われますが、これらの意思決定能力を評価することが重要です。

　また、本人の意思決定能力の有無を判断できる前提条件として、抑うつ・妄想・幻覚などの影響を受けていないことも重要です。もし、これらの精神状態が改善すれば意思決定能力の回復が見込まれる場合は、そのための医療・ケアを実施することも求められます。筆者らの経験でも、抗精神病薬を休薬しただけで意思決定能力が回復した事例も少なくありません。このような点に気をつけることで、安易に意思決定能力がないという評価を下されたり、本人の意思が尊重されないリスクを回避することができるのです[2-4]。

代弁者の適格性の評価

　倫理的ジレンマを考える際、代弁者の適格性の評価も慎重に行わなければなりません。もし、本人の意思決定能力が十分ではないと判断される場合、本人の意向を代弁する代弁者の役割が重要になります。代弁者が代弁者たるためには、本人がその人のことを信頼しており、その人も本人をよく知り、たとえ困難な状況であっても本人の意思や価値観を尊重するために対応できるという条件が必要です。ただ、ここまで完全な適格性を有している代弁者は少ないです。

　同提言では、「結果的には意思決定能力がないと判断された場合であっても、単に意思決定能力がないという見解のもと、本人ではなく家族や代弁者に同意を求めるのではなく、本人が少しでも理解できるよう手段を講じた上で医療・ケア従事者と本人が対話する場を設定するなど、本人の意思の把握に努める必要がある」[2]と述べられており、医療・ケア従事者が無配慮に家族や代弁者に代理決定をさせることを戒めています。また、「任意後見人・成年後見人が代弁者の役割を兼ねることもあるが、後見人は

医療行為の同意権を有さず、代弁者とて医療行為の同意権を有しているわけでない」[2]とも示されており、医療・ケア従事者が無配慮に任意後見人・成年後見人に代弁者の役割を押し付け、代理決定をさせることを戒めています。代弁者の適格性を評価しつつ、本人が、明確に、そして完全に、代弁者に代理決定を委ねている場合以外は、代弁者に意思決定を求めるのではなく、代弁者が本人の意思を代弁しやすいようなACPをすすめることが重要です[2,3]。

倫理的なジレンマに内在する対立

　ACPの基本は「本人の意思」です。しかし、それが家族や医療・ケア従事者の意見と対立する場合があります。その前提として、関係者が見ている景色やその見え方に影響を与える関係者の価値観の対立もあります。つまり、意思・意見、見え方、根本にある価値観の対立があるのです。

　まず、価値観の対立に注目してみましょう。同提言では、「ACPにおいて尊重すべきは本人の価値観である。しかし、対話のなかで本人の価値観が家族等や医療・ケア従事者の価値観と衝突し、意思決定が困難になることがある。対話を通し相互理解を深めることに努めたうえでも依然として価値観の衝突がみられる場合は、尊重すべきは本人の価値観である。家族等や医療・介護従事者の価値観も重要ではあるが、本人の価値観に優先するものではない。関係者は相互に価値観の違いを認識し相互に敬意を払いつつ、本人の価値観を第一に尊重すべく話し合う」[2]と記されています。関係者は本人にとっての最善を考えていることから、相互に異なる価値観そのものは認め、相互に敬意を払いつつも、常に本人の価値観を真ん中に置くことが重要です。

　また、同提言には、医療・ケア従事者の行動

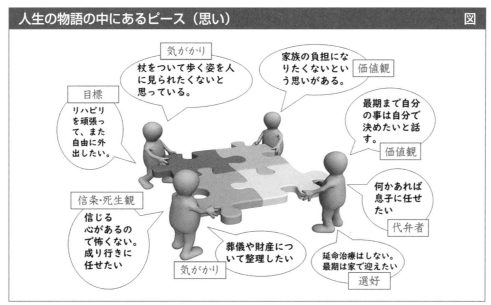

図　人生の物語の中にあるピース（思い）

気がかり
杖をついて歩く姿を人に見られたくないと思っている。

目標
リハビリを頑張って、また自由に外出したい。

家族の負担になりたくないという思いがある。
価値観

最期まで自分の事は自分で決めたいと話す。
価値観

信条・死生観
信じる心があるので怖くない。成り行きに任せたい。

気がかり
葬儀や財産について整理したい

延命治療はしない。最期は家で迎えたい
選好

何かあれば息子に任せたい
代弁者

〈出典〉大城京子氏・西川満則氏提供

規範として、「医療・ケアチームとして本人の意思決定を支援する際には（中略）各専門職の職業倫理が拠る価値観も重要だが、基本的には本人の価値観を尊重し、本人の人生の物語りを核として医療・ケアの意思決定を医療・ケアチームで支援する」[2] とも述べられています。本人にとっての最善を考える職業倫理も重要ですが、時としてそれが本人の価値観を阻害する可能性に言及しています。これらの点に注意して、ACPの意思実現の段階、倫理的ジレンマに対応することが大切です。そこには「優先すべきは本人の価値観」というシンプルな原則があります[2,3]。

ICTによるACPの連携

ACPの連携は、ピースの連携から始めましょう。まずは、連携すべきピースを思いつくままに挙げてみましょう。「痛みや苦痛がないようにしたい」「トイレは最期まで自分でしたい」「とにかく家族に迷惑をかけたくない。穏やかに静かに自然に眠るように逝くのが理想」「機械やチューブにつながれたままとなるような延命治療はしないでほしい」「いつもと同じがいい。普段と何も変わらず生活できることが幸せだ」「にぎやかで人とのほっとできるつながりを大切にしたい」「大切な人の幸せを願っていたい」など、さまざまなピースがあることがわかります。そのままの言葉を、家族、代弁者、医療・ケア従事者間でつなげばよいのです。つなぐイメージは図を参考にしてください。

その際、必ずしもリビング・ウイルのように、ACPの第3段階で意思決定された本人の選好だけをつなぐわけではありません。「将来、口から食べられなくなっても胃瘻の造設や経鼻胃管の挿入は望まない」「将来、人工呼吸や人工透析までは望まない」などといった医療・ケアの選好だけではないのです。本人の価値観や、生活・人間関係で大切にしていること、譲れないことを言葉にしてつなげばよいのです。

連携は書面でも口頭でもよいでしょう。もし、ICTを活用できればACPの連携はさらに強固になると思います。なぜなら、ICTは時間と空間をリアルタイムにつなげるからです。たとえ本人の意思が途中で変化しても、タイムリーに支援する家族、代弁者、医療・ケア従事者間で共有しやすくなります。もちろん、ICTはACPコミュニケーションに特化したものでは

ありません。医療や介護の専門的な情報をつなぐ、つまり、命をつなぐための連携ツールです。そこに、本人の願いをつなぐためのピースに関する情報を加え、命だけでなく本人の願いをつなぐツールとして活用するのです。それにより、揺れ動く本人の意思を反映したACPコミュニケーションを切れ目なく行うことができるはずです。

また、ACPコミュニケーションにおいては、専門職それぞれの職場・職域と本人の生活への距離を意識しましょう。病院は本人の生活から遠く、施設や在宅は生活に近いという特徴があります。病院では生活を意識したピースをつなぐように心がけるとよいでしょう。一方、施設や在宅では身近なありふれた日常を意識したピースを惜しみなく病院につなぎましょう。

今後のACPの展望

最後に今後のACPの展望を伝えたいと思います。今は人生会議などと言われても何を話してよいかわからない市民も、将来は、自分のピースを気軽に語ることができるようになるでしょう。医療・ケア従事者は、将来、ACPサポートツールを用いたACPコミュニケーショントレーニングを通じて、本人を人として尊重したACPを推進する担い手になるでしょう。また、本人の意思が明確でない場合でも、最適な代弁者がいない場合でも、本人の意思と関係者の意見や価値観が対立している場合でも、見事にその対立を調整し合意形成に導くスキルを身につけることでしょう。

この展望を読んで、「本当だろうか」と疑問に思われる人も多いでしょう。確かにそうです。難しいです。筆者が尊敬してやまないオリンピックチャンピオンは、冷蔵庫に暗示の張り紙をして金メダルの夢を実現させました。それにあやかって、あえてここに夢の暗示として私の

展望を述べました。

*

「ACPに基づく意思決定支援と連携のあり方」と題して、厚生労働省の「人生の最終段階における医療・ケアの決定プロセスに関するガイドライン」と日本老年医学会の「ACP推進に関する提言」をガイドに、ACPの定義や段階、本人の意思決定能力や代弁者の適格性、倫理的ジレンマ、ICT連携、そして今後の展望について解説してきました。

本稿が、多職種、特に看護職が本特集の主要テーマである「意思決定支援　利用者の障壁と看護職の誤解」について学ぶ際に、少しでもお役に立てば幸いです。

●引用・参考文献
1) 厚生労働省：人生の最終段階における医療・ケアの決定プロセスに関するガイドライン　解説編, 2018, https://www.mhlw.go.jp/file/04-Houdouhappyou-10802000-Iseikyoku-Shidouka/0000197702.pdf［2021.8.8確認］
2) 日本老年医学会：ACP推進に関する提言, 2019, https://www.jpn-geriat-soc.or.jp/press_seminar/pdf/ACP_proposal.pdf［2021.8.8確認］
3) 西川満則, 大城京子：ACP入門　人生会議の始め方ガイド, 日経BP, 2020.
4) 成本迅編：認知症の人の医療選択と意思決定支援, クリエイツかもがわ, 2016.

●国立研究開発法人
国立長寿医療研究センター
〒474-8511
愛知県大府市森岡町7-430
TEL 0562-46-2311
https://www.ncgg.go.jp/

〈報告 1〉
病院看護職との連携により本人の決断を引き出す

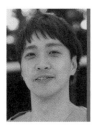

株式会社ギブン
コパン訪問看護ステーション 管理者
がん看護専門看護師

田中 雄大
（たなか ゆうた）

2006 年東邦大学佐倉看護専門学校卒業。同年東邦大学医療センター大橋病院入職。同病院の消化器内科、消化器・呼吸器外科病棟、外科外来、化学療法室の勤務を経て、2017 年より現職。2014 年東邦大学大学院看護研究科 CNS コース（がん看護）に入学。2017 年がん看護専門看護師資格取得。

　がん末期の在宅療養者における治療終了の決断への意思決定を病院看護職と連携して支援し、本人・家族の望む最期を迎えられた事例の報告とともに、病院との連携において必要なことを考察いただきます。

　2017 年に設立された当ステーションは地域の医療・福祉スタッフと連携し、年間 20 件以上の在宅看取りを支援しています。この実践の中で、病院との連携により在宅での患者・家族の不安は軽減すると感じています。本稿では、治療終了の決断における意思決定支援を病院の地域連携看護師と協力して行った事例を紹介します。

治療継続を望む、がん末期のAさん

〈事例〉A さん／ 70 代男性／大腸がん／要介護 2
　A さんは数年前に妻に先立たれ 1 人暮らし。同じマンションの下の階に長男夫婦と高校生の孫が住んでいる。201X 年 4 月に大腸がんおよび肝臓・肺への転移が認められ、ステージⅣと診断され

た。手術療法での根治は困難であったため、バイパス術を受け、点滴による化学療法を 201X 年＋ 1 年 1 カ月まで継続した。しかし効果が見られなかったことから、スチバーガ錠 40mg（レゴラフェニブ水和物）の内服（2 週間内服・1 週間休薬のサイクル）に変更された。

　201X 年＋ 3 年 1 カ月、スチバーガ錠内服 1 週間目。倦怠感の増強と食欲不振による体調不良から、入浴中に浴槽で意識を消失。丸一日動けないでいたところを、A さんの様子を見に来た長男の妻に発見され、緊急搬送となった。浴槽で倒れていたときに仙骨部に褥瘡ができたため、その処置と体調管理の目的で訪問看護が導入された。

　A さんは「自分でやりたい」という希望が強いため、長男家族は A さんの体調が悪化したときでも、3 日に 1 回しか様子を見に行くことができませんでした。訪問看護も、褥瘡処置のために家に入ることを仕方なく許された状況でした。
　病院の担当医からは「治療を続けても根治は難しい」と説明を受けていましたが、A さんは「孫が大学を卒業するまで、あと 5 年は生き

たい」と言いました。Aさんを主にサポートしていた長男の妻は、「頑固な人で私のことも頼らないし、医師の説明も自分のいいように解釈して……。かなりつらいはずだけれど弱音も吐かないし、本人の気持ちもわからないので、どうすればよいのか」と不安そうでした。

病院の担当医は、本人の「治療を続けたい」という強い思いを理解しているものの、体調の低下を見て「このままでよいのか」と悩んでいる様子でした。また、病院の地域連携看護師も、治療継続は厳しいが、本人の"生きる"気持ちを断ち切ってしまうような説明をすることは難しく、今後どのようにしていきたいのかなど、本人の本音がわからないことに困っていました。

意思決定に必要な情報を得る

私たちはAさんの「あと5年生きたい」という希望の実現は厳しいと考えていました。しかしAさんは、薬の副作用により倦怠感が出て、椅子から立ち上がれない状態でも「5年生きなくちゃいけないから、頑張る」と言います。訪問看護師として、まず、Aさんの発言の根底にある思いや価値観などを理解する必要があると感じました。

そこで、最初に行ったのは、Aさんの考えを尊重し、信頼関係を築くことでした。「すべて自分で決めて生きてきた」と話すAさんには、入浴方法・包帯の巻き方・処置の仕方などにも独自のルールがありました。それをスタッフ間で共有し、全員が同じ方法で介助できるようにしました。そうしたことでAさんに心地よい時間を提供できるようになり、Aさんからはポツリポツリと思いがこぼれるようになりました。

Aさんの「あと5年生きたい」という思いの背景には、幼いころの孫にきつく当たってしまったことへの後悔があること、また、「生きたい」という言葉の裏には「死ぬときに苦しいのが怖い」という思いがありました。

Aさんの大切な思いについて会話を重ねていく中で、「僕はどのくらい生きられるのかな?」と質問がありました。「どのくらい生きられるか気になっているのですね? どうしてですか?」とさらに思いを聞くと、Aさんは「薬を飲んでもよくならない。どうも5年は生きられないと思う」と話しました。そのため「担当の先生と話をして、どのくらい生きられるのかなど、聞いてみてはどうでしょうか」と提案しました。

これまで、腹水の貯留や下肢の浮腫による食欲低下、活動量の低下があっても、Aさんは「治療は絶対にやめない」と言っていました。それが、「このままでよいのか?」という気持ちに変化したようでした。また私も訪問看護師として、薬の副作用による生活への影響を直接見ているため、治療継続のデメリットについても明確に伝えられる状況になっていました。

さらに長男夫婦も、「薬で弱るのを見ているのがつらい。がんの進行は仕方ないが、薬の副作用のない時間を過ごしてほしい」との希望を持っていました。ここで、Aさんへの意思決定支援につなげる情報はそろったと思いました。

病院との実際の連携と課題

病院の地域連携看護師と電話で話し、①Aさんは"生きたい"と強く思っているが、発言が変化してきている、②生活の質が低下している、③家族も治療について疑問を持っている、という3点について情報を共有しました。その上で、本人が気にしている予後や今後の経過などについて、医師からもう一度、話してもらう場をつくってほしいと言いました。

しかし、地域連携看護師には"治療をやめさせる方向に誘導してほしい"という印象で伝わってしまったようでした。その後、会話を20分ほど続け、最終的にはこちらの意図を理解してもらえましたが、うまく伝達できなかっ

たことは課題として残りました。

このような際には、まず利用者の訴えである"Sデータ（主観的情報）"を伝え、その発言が出た経緯のストーリーをつけ加えると、伝わりやすくなると思います。加えて、訪問看護師が見ている客観的な"生活情報"を経過とともに伝えると、相手にも詳細な状況を理解してもらえたのではないかと思いました。

その後のＡさんの経過

地域連携看護師から担当医に情報を伝えてもらい、外来時に今後の治療について意思決定をしてもらうことになりました。外来の翌日、Ａさんに「病院で何か説明はありましたか？」と尋ねると、「やっぱり、もう5年は生きられないんだって。聞いてがっかりした。薬でもよくならないって」と答えてくれました。

しかし、これまでとは違って「治療は1回休む。まずは体力をつけよう。がっかりもしたけど、すっきりもした」と言いました。そこからは、介入を拒否していた家族の力を借りたり、ヘルパーを導入するなど、今後の予後や体調変化の認識に伴ってＡさんの行動も変わっていきました。

その後、Ａさんとは"どのように生きたいか"を話しました。年単位での生存が難しいことを理解したＡさんは「旅行に行きたい」と話しました。最期の療養場所については、「入院は嫌だ。人の世話になるのも嫌だし、できるならここにいたい」と自宅療養を望みました。また、今後の病状悪化に伴う痛みについて話をしたところ、「動けなくなってきたら、しっかりと痛みや苦しいのはとってほしい」とのことでした。このような情報を地域連携看護師に伝え、訪問診療導入の調整を行いました。

家族・担当医師・ヘルパー・ケアマネジャーともＡさんの思いを共有しました。それにより、Ａさんも今後のことに安心できたのか、周囲への接し方も穏やかになりました。長男家族は「本当に厳しい人で、感謝されたことはほとんどなかった。でも、病気の治療をやめると決めたころから『ありがとう』と言ってくれることが多くなって、人が変わったみたいだ」と教えてくれました。

Ａさんは亡くなる1カ月前に、長男夫婦・孫と一緒に旅行に行くことができました。そして最期まで自分のこだわりを維持しながら、自宅で最期を迎えました。

連携に必要なのはそれぞれの強み

今回の実践を振り返っても、病院と地域の看護師の連携は、患者・家族の最期の過ごし方に大きな影響を与えると実感しています。そのため、"連携"には、病院と地域の看護師の双方がそれぞれの強みを生かす必要があります。

訪問看護師には、病院からは見えない自宅での生活情報や本人の思いなどを実践の中で意識して捉えていく能力が求められます。一方、病院看護師は、訪問看護師から得た生活情報を医師に伝えることが望まれます。そのような連携により、病院医師が患者・家族の全体像をつかんだ上で病状説明や意思決定支援を行うことで、患者・家族は希望に沿った過ごし方を選択できるのではないでしょうか。

病院では外来診察時という"点"でしか患者・家族の状況を見ることができません。訪問看護師が点と点を結ぶ情報を伝えることで、"点"が"線"になればと考えます。医療と生活の両方を見るという共通認識を持つ看護師同士であれば、地域と病院をつなぎ、患者の人生を捉えたチーム医療の実践を行えるのではないでしょうか。

●株式会社ギブン
コパン訪問看護ステーション
〒150-0011
東京都渋谷区東 2-9-6 エスコートノヴェル広尾 210
TEL 03-5766-3557
http://copan.given.co.jp/

〈報告 2〉
「自分らしく最期まで生きる」をかなえるために

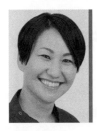

日本ライフケアソリューションズ株式会社
営業管理本部
部長

池田 香奈
（いけだ かな）

日本福祉大学社会福祉学部卒業後、福祉施設で 6 年勤務。その後、
津島市立看護専門学校に入学して看護師となり、医療法人尾張健
友会千秋病院外科病棟勤務。2016 年 9 月より現職。

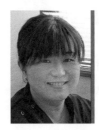

日本ライフケアソリューションズ株式会社
訪問看護リハビリステーションからふる
所長

田口 志織
（たぐち しおり）

一般企業において設計事務・営業職など 7 年ほど勤務した後、父
の病気の介護・看取りを機に看護師をめざし、津島市立看護専門
学校入学。卒業後に津島市民病院、他ステーションの勤務を経て
2018 年 9 月より現職。

　事例を基に、本人・家族・多職種で開催した
「保健医療福祉サービス調整会議」までの過程
と実際、「自分らしく最期まで生きる」ことを支
援した多職種連携について報告いただきます。

　「訪問看護リハビリステーションからふる」は
医療・福祉サービスを運営する「からふるグルー
プ」（日本ライフケアソリューションズ株式会社）
の事業所の 1 つで、2017 年 4 月に開設されまし
た。からふるグループは「誰のために‼ 想い・
気持ちを大切に」を合言葉とし、利用者主体の
介護・看護・リハビリサービスを提供しています。
　当ステーションのスタッフは看護師 20 人、理
学療法士（以下：PT）3 人、作業療法士（以下：
OT）2 人、言語聴覚士（以下：ST）1 人、事
務員 2 人の計 28 人（2021 年 8 月現在）です。
現在は 2020 年 6 月に開設した「ナーシングホー
ムからふるきよす」（以下：ナーシングホーム）
内にあります。「希望をかなえたい」「笑顔に寄
り添いたい」「いのちを支えたい」をモットーに、

24 時間・365 日途切れのないサービスを行って
います。利用者は主に進行性難病や末期がん、
身体・精神障害のある人たちで、訪問先は在宅
6 割・各関連施設 4 割です。
　また、ナーシングホームの定員は 22 人で、看
護師が 24 時間常駐し、介護スタッフと協力しな
がら医療依存度の高い入居者をみています。開
設後約 1 年で 27 人の最期に立ち合い、家族、ス
タッフとともに泣き笑いの日々を過ごしています。

進行性難病で老人ホーム入居後訪問看護が導入された A さん

● "smile project"
　当ステーションの "smile project" は、どん
な状態・状況にあっても笑顔に寄り添い、その
笑顔を絶やさないようなかかわり・ケアを考え、
日々、実現させていこうとする取り組みです。大
切な人に会う、希望した場所に行く、最期に口か
ら食べたいものを食べるなど、そのかけがえのな

い笑顔を写真や動画に残しています。その取り組みの1つに、Aさんの事例があります。

ユーモアにあふれ、どんなときも笑顔を絶やさなかったAさんは、ナーシングホームで最期を迎えました。Aさんと過ごした時間を「人生の最終段階における医療・ケアの決定プロセスに関するガイドライン」[1] を基に紹介します。

〈事例〉Aさん／60代女性／多系統萎縮症／要介護5

Aさんは未婚で母・弟との3人暮らし。2011年夏ごろ、歩行時のふらつきや自転車からの転落などの自覚症状が出現。2013年5月に多系統萎縮症（オリーブ橋小脳萎縮症）と診断された。その後は障害福祉サービスや介護保険の申請を行い、在宅サービスを利用しつつ家族（親・弟）と同居し、自宅で過ごしていた。2014年に父が亡くなった後、四肢の運動失調（振戦）が顕著となり、食事摂取の介助が必要となった。2017年に排尿障害の進行から膀胱留置カテーテル留置、睡眠時無呼吸症候群の重症度進行により夜間CPAP（持続陽圧呼吸療法）が導入された。そのころには80歳を過ぎた母が腰を悪くし、自宅で介護を受けることが困難になった。

こうした中、別居の妹やその夫が熱心に介護や精神的な支援を行うなど家族間の連携がとれていたものの、状態の悪化・ADLの低下によりAさんは2017年9月に住宅型有料老人ホーム「からふる庭園五条」に入居し、訪問看護とリハビリが開始された。

● Aさんを取り巻く多職種連携

からふる庭園五条に入居後も引き続き同じケアマネジャーが介護サービスを調整し、ヘルパーによる生活支援と、OTによるリハビリ、STによる発語・嚥下訓練が実施されました。在宅医による月2回の訪問診療と薬剤師との連携等医療サービスは、看護師が中心となって調整を行いました。家族は毎週面会に来て、A

さんとの楽しい時間を過ごしていました。

Aさんは運動障害性構音障害があったものの意思疎通は可能で、食事は車いすで食堂に来ていました。嵐の大野君の大ファンであり、病状が悪化する前は姪とコンサートに毎年行っていました。部屋には写真やDVD、メンバーの顔写真付きクッションなどもあり、「大野君のドラマ見ましたか？」と聞くと、決まって「大野"さん"よ」と笑いながら注意されました。

他施設への入居にあたり医療ケアの方針決定

Aさんは四肢の振戦が徐々に増強して開口も困難になり、日常生活での介護や医療的支援が増していきました。2018年4月にイレウスで入院し、8月にも腎盂腎炎、DIC（播種性血管内凝固症候群）で入院。以降、ミキサー食・ペースト食での経口摂取となりました。さらに今後は、経口摂取が困難となることが予想されたため、看護師が常駐している他施設へ同年の12月に転居することになりました。

転居前の訪問時に、Aさんは「お願い、会いに来てね。私、大丈夫かな」と言って悲しそうな表情を浮かべたので、「大丈夫。何があっても最期まで私たちがみますから。任せてください」と、とっさに声をかけました。本来なら、施設看護師がいるため私たちは対応できなくなるのですが、家族からも医師に依頼があり、転居後も引き続き週に3日訪問することになりました。

そこで新しく入居した施設で、本人も含め「保健医療福祉サービス調整会議」として今後の医療・ケアの方針決定の場が持たれました。この時点のAさんは、ガイドラインでは「本人の意思確認ができる場合」に該当しています。

具体的な議題は、「今後の治療方針（経管栄養・気管挿管・人工呼吸器）」「延命措置についての本人の希望」「家族の希望」「今後の支援方

法・サービス内容」です。参加者は、Aさん、母、義弟（キーパーソン）、医師、クリニックの相談員、居宅ケアマネジャー、施設スタッフ（相談員、OT、看護師、施設ケアマネジャー）、市の保健師2人、池田、でした。

　Aさんは、「口から食べられなくなったら、胃瘻も鼻からのチューブも嫌だ。精神的につらくなる。私の病気はここまでひどくなるの？食べて力をつけて自宅に帰りたい」と、言葉を途切らせつつもしっかりと自分の気持ちを伝えました。

　医師からは「栄養はしっかり摂ってほしい。胃瘻も人工呼吸器（NPPV：非侵襲的陽圧換気療法）も状態が安定しているときに始めるほうがよいと思う。STに食べるトレーニングを行ってもらい、食べる力が落ちてきているかを判断してもらいましょう。NPPVはAさんの自発呼吸が弱くなってきてからでは使用できなくなる」との説明がありました。

　家族の希望として、義弟は「胃瘻・人工呼吸器は意識のあるうちに始めてほしい。意識がなくなれば延命治療はやめる。家族で話し合っている。義姉には生き抜く努力をしてほしい。新薬があれば使用してもらいたい。悪くなってきている兆候は知りたい。しかし、今はまだ口から食べられているから、このような話はまだ先のことだと思っていた」と話し、Aさんの母は「呼吸ができなくなるのは怖い。胃瘻で栄養を入れてもらえるなら安心」と涙ぐみながら話しました。

　この時点でのAさんは、全介助で5〜8割ほどは経口摂取できていましたが、日中はほぼベッド上での生活となっていました。Aさんをはじめ、家族も現在の病状を受け入れ難い様子でした。このときには、Aさんの気持ちを尊重して現状維持ができるように、ST・OTによるリハビリの介入を増やしつつ様子を見ることになりました。

　その後、Aさんは新たな施設での環境に馴染めず精神的な落ち込みもあり、食事摂取にムラが見られるようになりました。そこで訪問看護では、ポート管理やドパストン静注50mg（レボドパ）点滴の実施、摘便やガス抜き等を行うとともに、10分でも時間があれば屋上庭園への散歩の付き添いや、おやつ介助をしました。これは、今のAさんにとっては精神的支援が必要だとスタッフとともに考えたことによります。揺れ動く気持ちに寄り添う看護の重要性を学びました。

最後の外出依頼

　Aさんは、2019年5月ごろより嚥下機能の低下で食事摂取が困難な状態になりました。6月27日の訪問時にAさんから「そろそろ、胃瘻をつくろうかな」との発言がありました。そのことを家族や医師に報告するとともに、Aさんに「今一番食べたいものはなんですか？」と尋ねたところ、「エビカツバーガーとフィレオフィッシュバーガー」と、はっきりとした声で答えました。

　そこで、当時所長であった池田と現所長の田口とでsmile projectを企画しました。Aさんの外食の希望をかなえるため、医師・家族・施設スタッフの許可を得て、近所のバーガー店に電話で事情を説明し、快諾を得ました。

　7月20日に外食決行。事前に連絡をしていたことでAさんのためにエビカツバーガーとフィレオフィッシュバーガーが半分にカットされて1つになった特別バーガーセットが用意されていました。それを見たAさんのうれしそうな笑顔は今でも忘れられません。開口困難であった口元が、ポテトやバーガーを食べる際にはいつもよりはるかに開いたことには驚きました（写真1）。これこそ、Aさんの持てる力だと実感しました。

　しかし、数口摂取したところでムセがひどく見られたためいったん中止し、施設に帰って再度食べていただきました。介助についていた私たちは内心、誤嚥や窒息のリスクに冷や汗をかきつつ対応していましたが、それを感じさせな

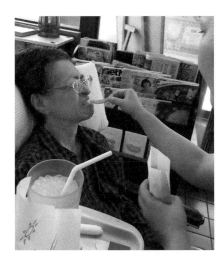

写真1
最後の外出と食事を
楽しむ

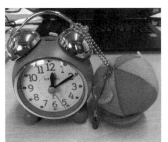

写真2　Aさんの置き時計

い笑顔で、Aさんと夢の時間を共有しました。

その後のAさんの経過

　Aさんは外出から2日後の7月22日に胃瘻造設のため入院しましたが、胃の形状上造設はできず、30日に退院となりました。その後はお楽しみ程度の経口摂取となり、敗血症で再度入院。以降、経口摂取不可となり、2020年8月にナーシングホームに転居となりました。

　家族からは「最期は池田さんたちに姉さんを任せたい。万が一最期のときに家族が間に合わなくても池田さんがいてくれたら、それで姉さんは幸せだと思う」と言われました。その話をAさんも聞いて、うなずいていました。

　Aさんは、ナーシングホーム入居後、CVポートで24時間持続点滴実施、膀胱留置カテーテル、喀痰吸引・摘便適宜必要、夜間CPAP装着という状態でした。また、発語も困難となったことから、私たちはAさんの瞬きや口元の動きで意思の確認を行いつつ、日々のケアを行いました。

　そして、10月の早朝、突然のお別れとなりました。Aさんの最期の言葉は、かすかな声で震えながらの「ありがとう」でした。

　ご家族よりいただいたAさんの置き時計は、今でも私の大切な宝物となっています（**写真2**）。

ACPに基づく
支援のあり方

　今回の事例のように、進行性難病や末期のがんの人であれば、多職種で連携しタイムリーに情報共有することで、おおよその病状の進行過程は予測可能です。ただ、Aさんや家族にとっては受け入れ難い事実であり、それを伝えるためには、信頼関係の構築が何よりも重要です。

　本人やその家族が現状を受け入れ、どのように最期まで自分らしく生き続けていくかの選択を行うことは、とてもつらいことです。支援者側には、その気持ちに気づいて寄り添うことが求められると思います。

　私たちはAさんとはもちろん、家族とも電話や訪問時の記録を活用して、コミュニケーションを密にはかるように心がけていました。Aさんが話したい・伝えたいけれど伝えられない気持ちを自分たちの五感と、時には第六感を駆使してのアセスメントも大事にしてきました。

　ACPは、利用者・家族の価値観や希望、目標を理解することができなければ、医療者側の主導で今後の治療・ケア方針を決めてしまいがちです。まずは、その人を時間軸ではなく人生軸で最期までみるという視点が看護師として必要なことではないでしょうか。

●引用・参考文献
1）厚生労働省：人生の最終段階における医療・ケアの決定プロセスに関するガイドライン，https://www.mhlw.go.jp/file/04-Houdouhappyou-10802000-Iseikyoku-Shidouka/0000197701.pdf［2021.8.7確認］

●日本ライフケアソリューションズ株式会社
　訪問看護リハビリステーションからふる
　〒452-0942
　愛知県清須市清洲1051-1
　TEL 052-400-8177
　https://colorfulgarden.jp/

訪問看護が支える
在宅ターミナルケア

編集：一般社団法人全国訪問看護事業協会

「最期まで家ですごしたい…」 そんな療養者と
家族の希望を支えるために、訪問看護師が知っておきたい
ターミナルケアの実践的知識をまとめました。
訪問看護師必携の1冊！

好評書『訪問看護が支える がんの在宅ターミナルケア』を全面的に見直した改題・改訂版！
がんに加えて、非がん疾患への支援や、意思決定支援（ACP）、がん疼痛アセスメントの実践、
看取りなどを追加・充実しました。

目次

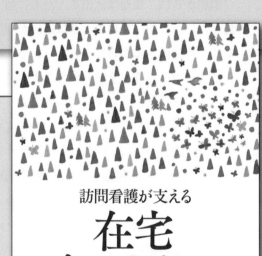

訪問看護が支える
在宅
ターミナル
ケア
編集：一般社団法人全国訪問看護事業協会
日本看護協会出版会

定価 **3,740円**（本体 3,400円＋税10%）／**B5判**／**272**頁
ISBN 978-4-8180-2327-7

日本看護協会出版会　ご注文に関するお問い合わせは
コールセンターまで▶▶▶
Tel. **0436-23-3271** Fax. **0436-23-3272**
ホームページ▶▶▶https://www.jnapc.co.jp
日本看護協会出版会 営業
Twitterやってます

第2章

家族看護の視点から考える意思決定支援

〈解説〉

家族の合意形成に向けた分析と支援

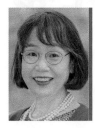

渡辺式家族看護研究会
副代表

渡辺 裕子
（わたなべ ひろこ）

千葉大学看護学部卒業、千葉大学看護研究科修士課程修了。千葉県内で保健師として 10 年間活動した後、1992 年千葉大学看護学部寄附講座「家族看護学講座」の教員として 5 年間勤務。1997 年に家族看護研究所（2003 年に家族ケア研究所と名称変更）を設立し、患者や家族とのかかわりに悩む看護者の相談を受けている。著書に「家族看護学　理論と実践」（共著）、「家族看護を基盤とした在宅看護論 I 概論編」（監修）（ともに日本看護協会出版会）など。

　家族の合意形成支援に際して訪問看護師が困難を感じた事例を基に、家族看護の視点からの分析と支援、支援の際のポイント等について解説いただきます。

はじめに

　家族看護の目的は、その家族のセルフケア機能を引き出し、高めることにあります。こうした家族のセルフケア機能がよりよく発揮されるためには、家族として進むべき方向性や目標に関して、家族成員間で合意が形成されていることがその 1 つの条件になります。つまり、家族成員個々の意思決定支援に留まらず、家族全体の合意形成に向けた支援が極めて重要です。

　これまで家族の合意形成に関しては、家族の合意形成を支える技術[1] や、臨床での家族意思決定支援（合意形成）モデル[2]、家族の合意形成に関する支援のポイント[3] をはじめ、さまざまな知見が紹介されています。しかし、にもかかわらず、「一筋縄ではいかない」のが合意形成支援ではないでしょうか。

　本稿では、訪問看護師が支援に困難を感じた 1 つの事例を紹介しながら、家族看護の視点から家族の合意形成支援について考えてみたいと思います。なお、本事例は、いくつかのケースを合成したフィクションであることを申し添えておきます。

事例紹介

①療養者

　A さんは 70 歳代女性。主婦。半年前に腹痛を訴え受診したところ、胃がんにより腹腔内に広くがんの転移を認め、すでに手術はできない状態でした。すぐに抗がん剤治療を開始したものの効果は見られず、1 カ月前に緩和ケアを中心とした在宅療養を開始し、訪問看護が導入されました。

　在宅医から夫には、「残された時間は 1 カ月程度。これから徐々に衰弱していくでしょう」との説明がありました。A さん自身も、治療できる段階ではないことを承知していました。

②家族

　同居家族は、Aさんと夫（70歳代）の2人。夫婦の間には、長女、次女の2人の娘がいます。長女は遠方で家庭をもち、独身の次女も県外に居住しています。娘たちは以前から夫と折り合いが悪く、めったに実家に足を運ぶことはないそうです。夫は長く教職にあり、定年後も数年前までフルタイムの仕事をしていました。高齢ではありますが、これといった持病もなく、介護サービスの活用をすすめても、「いろいろな人が家に来るとかえって疲れる」と、現在はAさんの介護と家事を一手に引き受けています。

③訪問看護師が困難を感じていたこと

　次第にAさんは、ポータブルトイレへの移乗にも介助が必要となり、疼痛も増強。黄疸が強く出て、出血傾向も見られ、いつ急変してもおかしくない状態となりました。

　Aさんは、夫に、「もうつらい。もう死んでしまいたい。もう頑張ったでしょ。お父さん、もういい」と必死に訴えていましたが、夫は、「そんなこと言うな。頑張れよ！」と大声でAさんを叱責していました。夫は、「妻の気力が落ちたら死んでしまう。1日でも長く生きてほしいんだよ」と話し、Aさんをひたすら励まし続けていました。

　訪問看護師は、Aさんの気持ちに寄り添いたいと思い、夫をなんとか説得しようと試みましたが、夫が話題を変えるなどして話をかわしてしまい、うまく話し合うことができませんでした。スタッフの中には「もはや虐待ではないか」と、夫のふるまいに強い違和感や戸惑いを覚えて苦手意識を抱く者もいました。

　「このまま自宅で安らかに最期を迎えたい」と願うAさんと、「なんとしても1日でも長く生きてほしい。もしものときには、救急車を呼んで入院させたい」という夫。最期のときが迫りつつある中で、夫婦の意向がすれ違っている現状に、訪問看護師はどう介入すればよいのか困っていました。

人間関係見える化シートを用いた分析

　上記の事例を、人間関係見える化シート[4]で分析してみると、以下のことが浮かび上がってきました（図）。

042ページ

①全体の関係性に関して

　人間関係見える化シートで、Aさん、夫、看護師の三者の関係性を見ると、夫がAさんを過度に励まし、Aさんはその苦しさ・つらさを看護師に訴え、Aさんの訴えを前にした看護師は、夫を説得。説得された夫は反感を強め、ますますAさんを過度に励ますという悪循環が生じているとわかります。看護師の、夫を説得するというアプローチは、ますます事態を悪化させる方向へ追い込んでいると考えられます。

　また、つらい気持ちを看護師に訴えるAさんと、それを受け止める看護師の両者は距離が近くなる一方で、夫は、Aさんとも看護師とも距離が開き、ある意味孤独なポジションにあるといえます。そして、Aさんと夫を見ると、両者も悪循環に陥り、夫婦間の葛藤が高まっている現状でした。

②看護師の「Aさんをかばい、夫を説得する」という対処の背景にあるもの

　看護師の上記の対処の背景を検討したところ、「夫に今の状況を受け入れてほしいという切なる願い」があることがわかりました。これはAさんの安寧を願う看護師にとって大切な思いです。しかし、この事例に関しては、「なんとか夫に理解してもらいたい」という気持ちが、ますます夫をかたくなにさせ、看護師が思い描く「夫婦、家族そろっての穏やかな終末期」のイメージからかけ離れていることが、看護師の焦りや困難感を増強させることにつながったと

1. 検討場面の明確化

　Aさんが夫に自分の思いを必死に訴えるものの、夫は「そんなこと言うな」と、Aさんを過度に励ましている場面

「渡辺式」シートⅡ：人間関係見える化シート
＜分析過程＞
ステップ1：検討時期／場面の明確化
ステップ2：対象者と援助者のストーリーを明らかにする
ステップ3：対象者と援助者の関係性を検討する
ステップ4：パワーバランスと両者の心理的距離を検討する

2. 文脈（ストーリー）と相互関係

●困り事
・妻が「もう頑張れない」と弱音を吐き、弱っていくこと
・治療をして奇跡を信じているのに、医療者は希望のない話ばかりをすること
●対処
　妻を過度に励まし、医療者の話をかわす
●背景
・予期悲嘆や今後の生活への不安
・夫としての使命感、希望を失いたくないという気持ち
・病状の進行が早く気持ちが追いついていかないこと
・家事と介護をほぼ1人で担っている心身の余裕のなさ
・夫がすべてのことにイニシアティブをとるという、この夫婦のもともとの関係性や意思決定スタイル

●困り事
・体もつらくて、もう頑張れないのに、夫から過剰に励まされ、夫にわかってもらえないこと
・自分の死後の家族が心配、娘たちにも厳しい夫の振る舞いへの不安
●対処
　夫に必死に訴える
●背景
・夫の気持ちもわかるものの、自分の体力や気力が伴わない現状

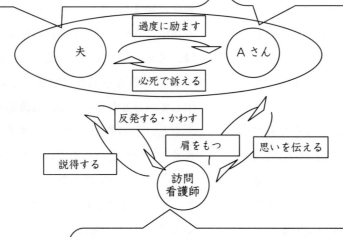

過度に励ます

夫　　Aさん

必死で訴える

反発する・かわす

肩をもつ　　思いを伝える

説得する

訪問看護師

●困り事
・Aさんの思いに寄り添いたいが、夫の圧が強く、かかわりに困ること
・夫の過剰とも思える振る舞いへの疑問と戸惑い
●対処
　思いを聞きながらも説得する
●背景
・今の状況を夫に受け入れてほしいという切なる願い
・今後のプロセスを夫に伝えたいが、タイミングがつかめないはがゆさ
・Aさんの苦しみを軽減したい
・終末期を家族みんなで穏やかに過ごしてほしいという思い

3. パワーバランスと両者の心理的距離

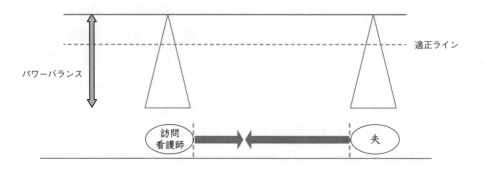

適正ライン

パワーバランス

訪問看護師　　夫

も考えられます。

③夫の「自分の行動の正当性を主張し、妻を過度に励ます」という対処の背景にあるもの

夫の、上記の対処の背景を検討したところ、そこにはさまざまな要因が関連していることがわかってきました。予期悲嘆や妻亡き後の今後の生活への不安、夫としての使命感、希望を失いたくないという気持ち、そして、病状の進行が早く気持ちが追いついていかないこと、さらに介護と家事をほぼ1人で担っている心身の余裕のなさ、さらには、この長年の間に築かれた夫婦のもともとの関係性や意思決定スタイルなど、多くの要因が「妻を過度に励ます」という夫の対処の背景に存在していました。

「話そうとしても、夫は自分の正当性を主張するばかりで話し合いにならない」と嘆いた看護師でしたが、どうしても看護師の話に耳を傾けるわけにはいかない夫の事情があったといえます。

④パワーバランス

看護師が説明すればするほど夫は強く主張するという悪循環に陥っていたときの、両者のパワーバランスを考えてみると、看護師は夫にわかってもらいたいと願うあまり、夫に向けるパワーが大きく、夫もまた反発のパワーが大きく、両者とも譲らず膠着状態に陥っていたと考えられます。このままでは、両者の関係性に変化を起こすことは難しいといえます。

分析から支援を考える

最期のときが迫りつつある中で、夫婦の意向がすれ違っている現状を人間関係見える化シートで分析し、以下のようなアクションを実施しました。

①看護師のパワーを下げる

カンファレンスを開催し、看護師の思いをスタッフ間で共有するとともに、夫の「妻を過度

に励ます」という背景について話し合いました。その結果、夫に対するネガティブな感情から、「ご主人もつらい」という共感へと徐々に変化し、自分たちの「理想の最期」を求める気持ちが先走りしがちな傾向にも気づいていきました。

②説得はせず、希望をつなぐ会話を心がける

看護師が夫を説得することは、むしろ悪循環を強めていました。そこで、夫を説得するのではなく、「今日は楽そうにしていますね」「表情が穏やかで、○○を喜んでいましたよ」など、その時々で夫の希望につながることを意図的に伝えました。そうすることで、まずは夫と看護師の間の緊張感もほぐれていきました。

すると夫は逆に、「でもやっぱり、だんだんと弱ってきていて……」と、看護師に心配事を吐露するようになったのです。夫と看護師は、「反発する」「説得する」という関係性から、「打ち明ける」「受け止める」という関係性に変化していきました。

③他者の介入によりシステムに風穴を開ける

Aさん、夫、看護師の三者は悪循環に陥っており、このままでは膠着状態が続くと考えられました。そこで、システムに風穴を開ける意味で、Aさんを初診時から担当し、夫が信頼している病院医師と夫との面談を設けました。長女も同席した1時間余りの面談で、夫は思いがけなく病気が早く進行したことへの戸惑いを訴え、医師はこれまでの治療経過について再度丁寧に説明しました。「できる手は尽くした」ことに納得した夫は、これからAさんがたどるであろう経過についても、自ら質問をする姿が見られました。

④娘たちを介護に招き入れ、夫婦間の葛藤を緩和して家族全体の力を引き出す

「頑張れない」「いや頑張れ！」という会話が繰り返され、夫婦の関係性は膠着状態にありました。2人の娘たちは、胸を痛めつつも、「何を言っても一度言い出したら聞かない頑固な父

だから」と困惑した様子。娘たちが訪れても、夫は「早く帰れ」と言い出す始末でした。こうした関係性を変えるために、少しずつ娘たちにも介護にかかわってもらうことを提案しました。長女や次女がベッドサイドでＡさんの身体をさすり、子ども時代のころの話をすると、Ａさんの表情が明らかに穏やかになりました。夫も話に加わるようになり、家族としての会話が戻ってきました。常に厳しい雰囲気を漂わせていた夫の表情にも余裕が見られ、「自分があきらめたら終わりだ」といった悲壮感が軽減していきました。

⑤夫の介護ストレスを軽減する

「自分が頑張らなければいけない」という夫としての使命感によって、夫は家事をしながら夜間の介護も一手に引き受けていました。心身の負担は相当なものであったと考えられます。こうした介護にまつわるストレスが夫の視野を狭くし、「自分がこんなに頑張っているのだから、妻も頑張ってほしい」という気持ちを駆り立てていたとも考えられます。

夜間の夫の睡眠を確保するために、また、Ａさんの夜間の睡眠も確保できるよう薬剤の調整を医師に依頼し、几帳面な夫がつけていた介護記録も夫と話し合って記録する内容を整理しました。夜間のまとまった睡眠がとれるようになった夫は、Ａさんに笑顔で接する場面も増えていきました。

その後のＡさん夫婦

弱音を吐くＡさんを厳しい表情で叱責し、「このまま家で看取るなんて考えられない。いよいよとなったら救急車で病院に運びたい」と話していた夫でしたが、娘たちを含めた家族の時間が穏やかに流れる中で、Ａさんを過剰に励ますことも、「最後は救急車」と念押しすることもなくなっていきました。

しかし、Ａさんの余命が日にち単位となる中、夫の不安は再び高まり、「やっぱり救急車を呼んでしまうかもしれない」と口にすることがありました。訪問看護師は、夫の不安を受け止めつつ、Ａさんの希望している最期を一緒にかなえるために、自分たちが伴走することを繰り返し伝え、「覚悟を決めてほしい」と伝えました。

その夜に、「呼吸が止まった」と夫から連絡があり、在宅医が到着するまでの3時間、訪問看護師は、Ａさんを囲んで夫や娘たちの語る言葉に耳を傾け続けました。最初は動揺していた夫でしたが、気持ちが徐々に落ち着き、「大丈夫だよ。みんないるよ。家にいられてよかったな」とＡさんに語り続けていました。

家族の合意形成への支援

1つの事例から合意形成への支援について考えてきました。この事例を参考に家族の合意形成への支援を考えるとき、以下のことがポイントとして挙げられます。

①支援者も含む全体の関係性を俯瞰すること

利用者と家族成員との意見に相違が見られるとき、この事例のように、介入によっては、ますます一方の態度をかたくなにさせ、事態を悪化させてしまうことがあります。自分たちの介入が、利用者と家族成員の関係性にどのような影響をもたらしているのかを俯瞰し、チーム全体で共有することが大切です。

②看護師自身の行動の背景を振り返ってみること

私たちは、利用者の意思が尊重されることを願って家族の合意形成を支援します。その支援には、例えば、「利用者のアドボケーター（擁護者・代弁者）であるべき」「利用者の望む在宅療養を支えるのが訪問看護師である」といった看護師の信念や価値観が大きく作用します。

これらは仕事を支える大きな柱である一方、い

つの間にか、利用者の望みが看護師である自分の願いにすり変わったり、「家族である以上、当然そうするべき」という自らの価値観が前面に出てしまったりすることがあるかもしれません。

家族の合意形成を支援する場合には、時に立ち止まり、自らの行動の背景を振り返ることも忘れてはならないでしょう。

③療養者の意見とは異なる家族成員のストーリーを理解する

療養者の願いに立ちはだかる家族成員を前にすると、なんとかわかってもらいたいと説得を試みたくなります。ただ、異なる意見を主張する家族成員には、そう主張せざるを得ないストーリーがあります。そのストーリーを細かくひもといて、自分たちが変えることのできそうな要因にアプローチしていくという戦略が必要です。説得する前に、まずは理解する。そのような姿勢が重要だといえるでしょう。

④膠着状態に陥っている場合は、第三者の介入で事態を変化させる

意見の対立が続き、看護師も含めたその関係性が膠着状態に陥っている場合には、他職種や他機関の介入を積極的に検討することが大切です。誰かの介入によってシステムに風穴が開き、関係性に変化が起こることが期待できます。

⑤家族全体の力を引き出す

家族内部に意見の対立が見られるとき、まずは、対立している二者関係に絞って対話を促し、意見の調整をはかることが試みられるでしょう。しかしそれだけでは対立が解消しない場合には、今回の事例のように、娘たちの関与を促すなど、家族全体に視野を広げ、他の家族成員のかかわりを促進することも1つの有効な方法です。

そして、夫婦や親子、きょうだいとしてのごく自然な会話を大切にすること。そのためにも、療養者の症状コントロールや家族成員の介護ストレスの軽減に努めるなど、看護師としての基本的な役割を果たしていくことが求められます。

おわりに

終末期を迎えた妻と夫の間で意見の相違が見られ、支援に難しさを感じた1つの事例から、家族内の合意形成について考えてきました。支援する際に必要なことは、「家族というシステムを俯瞰する視点」「対立する利用者と家族成員のストーリーを理解すること」、そして「自分自身の行動や判断の根底にある価値観や信念により自覚的であること」ではないでしょうか。

合意形成支援は、対立が深いほどチームの力が求められます。カンファレンス等において支援者間でこれらのことを共有しつつ、チームアプローチを継続していくことが大切だといえます。

●引用・参考文献
1) 長門和子，川上理子，中野綾美，ほか：退院・在宅ケアに関する家族―看護者の合意形成に向けての介入方法の開発，文部省科学研究費補助金研究成果報告書，1999-2001.
2) 柳原清子：家族の「意思決定支援」をめぐる概念整理と合意形成モデル　がん臨床における家族システムに焦点をあてて，家族看護，11(2)，日本看護協会出版会，p.147-153，2013.
3) 渡辺裕子監：家族看護を基盤とした在宅看護論Ⅰ概論編　第4版，日本看護協会出版会，p.189-192，2018.
4) 渡辺裕子：「人間関係見える化シート」のご紹介，本人・家族とのかかわりの悩みはコレでスッキリ！，コミュニティケア，21(11)，p.38-43，2019.

●渡辺式家族看護研究会
http://watanabeshiki.net/

第2章

《解説》家族の合意形成に向けた分析と支援

〈報告 1〉
家族との意見相違を解消し本人の希望を実現

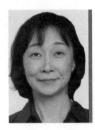

株式会社在宅緩和ケアオフィス架け橋
代表取締役
緩和ケア認定看護師

濱戸 真都里
（はまと まつり）

1985 年天理看護学院卒業。病棟・診療所・医療法人立の訪問看護ステーションへの勤務を経て、2009 年より現職。2006 年緩和ケア認定看護師資格取得。2016 年から 2021 年 5 月まで京都府訪問看護ステーション協議会会長。

　療養者と家族の間で療養場所や受ける医療・ケアについて意見相違が生じた際に、その背景となる課題を明らかにして対応策を講じ、本人の望む在宅療養を実現した事例について紹介いただきます。なお、本稿は小誌2020年4月号の記事に一部加筆・修正し掲載しています。

　「緩和ケア訪問看護ステーション架け橋」は、2009年に京都府京田辺市に開設し、今年で13年目となりました。在宅緩和ケアを中心に、神経難病・慢性疾患・認知症のある人、小児など、幅広い利用者に訪問看護を提供しています。2020年には25人の利用者の在宅看取りを行いました。看護師5人・ケアマネジャー2人の小規模事業所ですが、「機動力を活かした効率のよい丁寧な仕事」をモットーに活動しています。

在宅療養を兄に猛反対されたAさん

〈事例〉A さん／ 70 代女性／大腸がん（肝転移・肺転移）

　Aさんは未婚で1人暮らし。近所に兄夫婦が住んでいる。Aさんが1人で介護を担ってきた高齢の母が亡くなり、これからゆっくりと自身の生活を楽しもうと思っていた矢先に体調不良で入院し、大腸がんの末期で肝臓・肺に転移があると診断された。Aさんは手術や抗がん剤治療を拒否し、自宅に帰ることを希望。医師は治療しなければ余命は1年足らずだと説明したが、Aさんの意志は固かったため、12日間の入院後、退院前カンファレンスを経て自宅に退院した。退院後より、症状緩和・清潔ケア・緊急時の対応等を目的に訪問看護が導入された。

　Aさんは、「皆の世話にならないといけないが、自分でできることはしたい。できるようにならなければ」「手術を受けたら、がんを切り取るだけでは済まず、後々まで傷口がうずく。抗がん剤治療は体を弱らせることを知人の体験から知っている」「おいしいものを食べたい。肉を食べてもいいかな」「兄とは昔からあまり仲がよくないし、腹の立つことが多いが、世話にもなったから、母からの遺産を兄に引き継ぎたいと考えている」などと自身の思いを語りま

した。

Ａさんはヘルパーによる買い物・洗濯・掃除などの生活援助を受けながら在宅療養し、ADLも改善し、生活はおおむね安定していました。しかし、徐々に下肢の浮腫が増強して立位保持ができなくなり、嚥下機能も低下して、食事時にむせるようになりました。

●肺炎による再入院

退院から１カ月半ほど経過したある日、Ａさんから体調が悪いとの電話を受け、緊急訪問しました。Ａさんは喘鳴が認められ、SpO₂値は60％台と呼吸不全状態となっていたことから、訪問看護師が外来診療中の在宅医に電話で相談しました。Ａさんは「病院に行きたくない」と訴えましたが、肺炎が疑われたため、訪問看護師は「病院で治療し、苦しい症状がとれて楽になったら、また帰ってきましょう」と話し、Ａさんは同意しました。

このとき兄は高熱により体調不良だったため、救急搬送には兄の妻と訪問看護師が付き添いました。病院の救急処置室では、訪問看護師が担当医にＡさんの自宅での経過を説明し、Ａさんが点滴を強く拒否していることや、症状が緩和されれば自宅に帰りたいと望んでいることを伝えました。

入院の２日後に訪問看護師が病室を訪ねると、Ａさんは酸素吸入と抗生剤の点滴により楽になった様子で、「早く家に帰りたい」と言いました。さらにその２日後、病院のMSWから「Ａさんの早く退院したいという希望が強いため、話し合いをしたい」と連絡があり、同日の夕方、病院に兄・ケアマネジャー・訪問看護師が集まり、担当医から病状の説明を受けました。「肺炎は改善し、呼吸状態も安定しているが、がんの見通しは月～週単位と考えられる。肝不全による急変もあり得る」とのことでした。

兄は自宅退院を強く拒否し、面倒は見られないのでほかの療養先を探してほしいと断言しました。その後の病室での本人を交えた話し合いは、Ａさんと兄の意向が異なることから、2人の激しい口論となりました。

●夜間サポート体制の強化を提案

一方で、話し合いにより、兄は、Ａさんがポータブルトイレへの移動時に床にへたり込んで動けなくなり、夜中に助けを求めて呼び出されるのを最も負担に感じていることがわかりました。そこで、ケアマネジャーと訪問看護師が検討し、夜間にヘルパーが排泄介助・見守りを行うプランを立てて兄に提案するとともに、訪問看護師も毎日、訪問し、サポートすることを伝えました。すると兄は次第に「それならば……」と譲歩し始めました。

兄は「自分も持病が悪化しておりＡの介護に協力することは困難だが、支援体制ができるのであればなんとかなるのかもしれない。ただ、妻にも相談しないといけないので、今は返事ができない」と苦笑まじりに話しました。病院からの帰り際、訪問看護師は兄に「おそらく、もう半月は厳しい病状だと思う。残り時間の限られているＡさんの最期の願いをかなえられるよう、皆でベストを尽くすので、希望の聞き入れを検討してほしい」と伝えました。その後、兄からＡさんを翌日退院させると連絡があり、Ａさんは念願の自宅に帰ることができました。

●退院後の自宅療養と看取り

早速、夜間のヘルパーの訪問が導入されましたが、夜中3時のサービスは「眠れないから」との理由により、3日間で中止されました。Ａさんは少しずつ衰弱し、残された時間が週単位と思われる状態となっても、21～7時は1人で過ごし、夜中の訪問介護の利用再開は望みませんでした。レスキュー薬の使用も自身の意思で決めていました。自分でシャーベットをスプーンですくって口に入れ、「おいしい」とかみしめるように話す姿が印象的でした。

Ａさんは徐々に傾眠がちとなりました。訪

問看護師とヘルパーは電話で直接、報告・相談を行い、状態のアセスメントや苦痛時の対処法を情報共有しました。兄夫婦も病状の連絡を受けて来訪し、兄は穏やかな表情でAさんをねぎらい、訪問看護師にも「自宅でこのように楽に過ごせるとは思っていなかった。よろしくお願いします」と話しました。訪問看護師は兄に、今後、起こり得る症状や臨終時の連絡体制などを説明し、Aさんがこのまま自宅で過ごすことにあらためて合意を得ました。

その3日後の訪問看護時、Aさんに意識レベル・血圧・SpO_2値の低下が見られたことから、訪問看護師は在宅医と兄夫婦に「本日中と思われる状態だ」と伝えるとともに、ケアマネジャーとヘルパーに再度、安楽なケアの方法と呼吸停止時の連絡体制を説明・確認しました。在宅医による往診の約1時間後、ヘルパーよりAさんが呼吸停止していると連絡があり、緊急訪問。在宅医と兄に連絡し、死亡が確認されました。ヘルパーとともにエンゼルケアを実施した訪問看護師に、兄は「本人の希望どおりにできてよかったのだろう。後の始末（家の処分など）は私がする」と涙ながらに話しました。

本人にとっての最善の模索

療養者が自身の希望を意思表示しても、家族・親族などに反対された場合は、それを実現することは難しくなります。Aさんのケースでも、肺炎が軽快し「家に帰りたい！ どうして、もうわずかしか生きられない私の願いを聞き入れてもらえないの！」と悔し涙を流すAさんと、怒鳴りながら猛反対する兄の激しい対立がありました。筆者は、その様子を目の当たりにし、「死にゆく妹の願いを聞き入れず、このまま心が離れ離れになってしまったら、兄も後々、後悔や苦い思いを抱えて過ごすことになりはしないだろうか」と思い、縁あってAさ

んにかかわった在宅チームが協力し、なんとかAさんの願いをかなえられないかと考えました。

最期の12日間の自宅生活の中で、Aさんが夜間1人で過ごすことに不安はないと断言し、自らの決定に責任を持つ姿勢は、"潔く生き切る"というメッセージであり、私たちへのプレゼントだったようにも思えます。

アドバンス・ケア・プランニング（ACP）の普及により、自分の意思を周囲に伝え、共有することへの啓発は進んできています。半面、実際にその希望がかなえられるかは、その人の置かれる状況やさまざまな事情によって左右されます。

今回の事例のように、意見相違の理由を明らかにし、それを解決する方法を講じることによって本人の希望が実現する場合もあれば、解決が困難な場合もあるでしょう。私たちにできる、療養者にとっての最善への模索が続きます。

●株式会社在宅緩和ケアオフィス架け橋
〒610-0313
京都府京田辺市三山木中央 3-3-9
TEL 0774-63-0331
http://kakehashi.littlestar.jp

〈報告2〉
本人と家族の本音を引き出し、意向調整をはかる

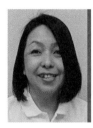

有限会社 T・K・D・コーポレーション
ステーションイルカ
所長
在宅看護専門看護師／社会福祉士／
居宅介護支援専門員

田中 美樹
（たなか みき）

1990 年近畿高等看護専門学校卒業。約 5 年の訪問看護ステーション勤務を経て、2002 年に有限会社 T・K・D・コーポレーションを起業。訪問看護事業所・居宅介護支援事業所を設立し、所長として現在に至る。2017 年大阪府立大学大学院看護学研究科博士前期課程修了。2018 年在宅看護専門看護師資格取得。

　本人と家族のそれぞれの気持ちを引き出し、ともに尊重して支援した事例を紹介し、意向調整のポイントについて考察いただきます。

　当ステーションは2002年に京都市に開設しました。住み慣れた自宅で療養を続けたいと願う人たちに寄り添い、「1人ひとりの想いを大切に、その人にとって生きがいのある生活を支援する」を理念に訪問看護に取り組んでいます。

　私たちは、訪問看護の場面で家族が適切に話し合えるきっかけをつくり、必要な情報を提供することでアドバンス・ケア・プランニング（ACP）がスムーズに行えると考えています。本稿では、利用者・家族への ACP の事例を紹介するとともに、日々の実践を振り返りたいと思います。

がん末期で独居のAさんと家族の協力

〈事例〉A さん／ 60 代女性／重症筋無力症・腹膜がん（多発肺転移）／要介護 2

　A さんは未婚で 1 人暮らし。4 人きょうだいの長女。20 代で重症筋無力症を患い、闘病しながら両親が経営する工場を手伝って生活していた。40 代で腹膜がんを発症。2 つの病を抱えながら両親を看取った。父親は当ステーションがかかわり、別居の妹や弟、弟の妻たちと協力しての自宅での看取りであった。

　2021年1月にがん性腹膜炎で入院した際に腸管狭窄が出現して抗がん剤の継続が困難となったことから、BSC（ベストサポーティブケア）の方針となった。ストーマの造設とイレウス管の留置は拒否したため、CV ポートを挿入し絶食状態で 24 時間高カロリー輸液が開始された。

　退院が決まったとき、A さんは「歩いたり、しゃべったりできるうちに、家に帰って整理したいことがある。あとどれくらいかわからないけど、生きているうちは有意義な時間を過ごしたい」と話した。A さんが両親から受け継いだ工場に弟たちは仕事で通って来ており、妹も A さんを 1 人にさせるのは気がかりなので、泊まりで付き添うことになった。加えて、症状緩和・輸液管理・緊急時の対応を目的に訪問看護が導入された。

Aさんは毎日の輸液ポンプの電池交換や輸液更新が必要でしたが、家族は「そんなことは私たちにはできない。輸液ポンプのアラームを聞いただけでパニックになりそう」と不安を表出し、医療行為は看護師が行うことを希望しました。そのため、看護師は輸液管理をできるだけわかりやすい手技に変更し、その方法を伝えました。すると、妹は「それだったら、私たちでもできる」と言って徐々に手技を習得していきました。

退院後1カ月が経過したころ、Aさんにイレウスの症状が表れました。Aさんは入院中、イレウス管の留置を拒否していましたが、「管を入れることで楽になるかもしれないから試してみたい」との意向を示しました。以降、看護師が定期的に管の洗浄を行うことになると、妹から「夜に訪問看護の人を呼んでも悪いので、洗浄の仕方を教えてほしい」と言われました。イレウス管の流出が悪いときには、家族が交代で洗浄してくれるようになりました。

本人と家族の気持ちを引き出し調整する

●本人の希望と家族への遠慮

退院当初、Aさんは「家族に迷惑をかけたくないから、家の整理をしたらホスピスに入院する」と話していました。その半面「お父さんはよかった。私がいたから最期まで家にいられた」とも言っていました。看護師が「お父さんのように最期まで家にいたいの?」と聞きましたが、ほほ笑むだけで返事はしませんでした。

しかし、イレウス管を留置した翌日、Aさんは「本当は家にずっといたい。お父さんみたいに最期まで。でも妹たちにあまり迷惑をかけられない」と語り、家にいたい思いと家族への遠慮の気持ちがあることを吐露しました。Aさんの気持ちを確認したものの、実現には家族の協力と同意が必要でした。

●家族の介護負担への思い

Aさんは24時間輸液を継続しながらイレウス管も留置したことにより、状態は悪いなりにも落ち着いてきました。ある日、訪問を終えて帰ろうとした看護師に妹が駆け寄り、「退院時は予後1カ月くらいと聞いていた。調子が落ち着いてうれしいけど、自分の家のことが気になり、毎晩泊まるのがしんどくなってきた」と、Aさんには言えない思いをぶつけてきました。

そこで、看護師は思い切ってAさんに妹たちの「しんどさ」を伝えることにしました。するとAさんは「そばにいてくれて心強いけど、妹たちにも生活があるし、大変だと思っていた」と、妹と妹家族への気遣いを吐露しました。さらに「妹が泊まらなくても大丈夫」と言って、緊急時には訪問看護を頼ることを選択しました。

夜は自宅に帰ることが決まった妹でしたが、「夫と子どもが『今は泊まってあげて』と言ってくれた。私も実家に泊まるほうが楽しい」とのことで、結局、毎晩泊まることになりました。看護師は妹に「今は無理して泊まらなければならないときではない」と伝えた上で、「今後、無理してもらわなくてはならないときがあるかもしれない」と、Aさんの状態が変化したときのために心の準備ができるように促しました。

●気持ちを言葉にする

在宅療養を開始して4カ月。痛みやつらさは薬である程度コントロールできていましたが、レスキューを要する場面が出てくるようになり、Aさんが「薬を使おうか。どうしようか」と言うたび、妹や弟家族は不安を感じていました。

ある日、Aさんが「このまま痛みがとれなかったら、ホスピスに行かなければならないか」と聞いてきました。妹や弟家族は「最期は家で看取る」と思っていたようですが、言葉にしてAさんに伝えてはいませんでした。看護師は「症状コントロールは家でも十分にできる。Aさんが最期まで家にいたいなら、訪問看護はそれ

を支えたい」と、Aさんだけでなく妹や弟家族にも聞こえるよう話しました。すると、妹が「家にいたいのだったら、そうしたらいいんじゃない」と言葉にし、それを聞いたAさんは「じゃあ、ホスピスには行かない」と、安心したようにうなずきました。それから1週間後、自宅で妹や弟家族に見守られながら永眠しました。

本人と家族の意向調整のポイント

退院当初、Aさんは「家族に迷惑をかけたくないから最期はホスピスに入院する」と話していました。しかし、Aさんは症状緩和のためのイレウス管の留置という、家で生活するために必要な医療を選択しました。これは「ここでできる限り生活したい」という気持ちの表れだと考えます。1つひとつAさんの意向を確認しながら医療と生活の折り合いがつくところを一緒に探す、看護師が一方的に提案するのではなくAさんの意向を確認する——そんな作業の延長線上に最期の療養場所の選択があったのではないでしょうか。

「Aさんの思いを尊重したい。訪問看護はそれを支えたい」という姿勢でかかわる中で、Aさんから「本当は最期まで家にいたい」との言葉が引き出されました。心の底にある意向を表明できるような関係性を構築していくことが大切です。

また、家族の介護に対する負担感や、本人の家族に対する負い目を表出させてそれらを調整することは、本人の意向を実現するための重要な支援です。妹の「姉を独りにはできない。私が毎晩泊まる」という言葉は本音でしたが、介護が長期化したことで負担感へと変わっていきました。看護師は、そんな妹の気持ちを一度解きほぐして言葉にし、Aさんに直接伝えるという支援を行いました。その結果、Aさんから妹を気遣う言葉を引き出すことができました。

このように本人と家族がお互いの気持ちを言葉にして話し合う場を提供できたことで、家族間の理解が得られました。また、妹家族もAさんの在宅療養を支援していることが明らかとなりました。遠い家族も含め、看取りにかかわるメンバー間での話し合いを促す支援も重要です。

渡辺ら[1]は「患者は家族の負担が増えることに遠慮し、自分の意思を表明することもなく口を閉ざしてしまうことも多い」「家族も患者の気持ちをなんとなく察していても、患者の体を思いやる気持ちや現実の困難さを考え、無意識のうちに気づかないふりをしてしまいがちである」としています。そんな家族間の気遣いが本人の意思決定において障壁となることがあります。看護師がそれぞれの気持ちを引き出し、家族間で話し合う場面をつくることもアドバンス・ケア・プランニング（ACP）を実現するための大切な支援だと考えます。

当ステーションは、Aさんの父親をAさん家族とともに看取った経験がありました。そのため、看護師側に「この家族は有事には協力して力を発揮できる」「きっと父親のときと同じように在宅で看取れる」と思い込んでいるところがなかったとはいえません。

本人の意思の尊重とともに、家族の意思の尊重も重要です。得てして訪問看護師は最期まで家で過ごすことに価値を置きがちです。本人への支援に加えて、家族の意思も丁寧に引き出して支援することが求められます。

●引用・参考文献
1) 鈴木和子，渡辺裕子：家族看護学理論と実践 第4版，日本看護協会出版会，p.307，2012.
2) 木澤義之：ACPの基本的な考え方とガイドライン解説，看護，71(8)，p.8-14，2019.
3) 田中美樹：在宅での看取りにおけるACP支援，看護，71(8)，p.78-83，2019.

●有限会社 T・K・D・コーポレーション
　ステーションイルカ
　〒615-0084
　京都府京都市右京区山ノ内山ノ下町 15-13
　TEL 075-323-5623
　https://www.station-iruka.co.jp

家族看護学

理論と実践 第5版

鈴木和子　渡辺裕子　佐藤律子　著

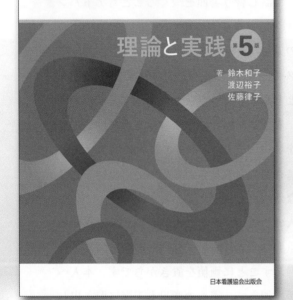

変わりゆく家族を 看護の視点で捉えて支援する！

　1995年の初版から約4半世紀にわたってご愛読いただいている、家族看護の指南書が装いも新たに第5版として生まれ変わりました。

　家族のあり様が変化を続け、地域包括支援システムなど、家族を取り巻く環境が変わってきたことが、家族看護の実践にも大きな影響を与えています。今回の改訂では、その流れを踏まえ、基本的な考え方はそのままに、細部の表現を見直し、最新の情報も加えました。また、「第6章　重症心身障がい児の家族への看護」は実践の視点から書かれた新原稿で、本書に新たな息吹を吹き込んでいます。

　多様な家族を捉えて支援していくためのポイントを各章に散りばめました。実践の場での家族支援にも役立つ1冊です。

定価**3,520**円（本体3,200円＋税10%）
B5判／**308**頁
ISBN 978-4-8180-2208-9

目次

ご注文に関するお問い合わせは コールセンターまで▶▶▶
Tel. **0436-23-3271** Fax. **0436-23-3272**
ホームページ▶▶**https://www.jnapc.co.jp**
日本看護協会出版会

第3章

本人の意思が確認できない
利用者への意思決定支援

〈解説〉
「自己決定の尊重」を大原則とした支援

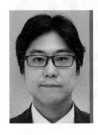

医療法人社団誠馨会
新東京病院 内科
医師

沼沢 祥行
（ぬまさわ よしゆき）

2006 年東京医科歯科大学卒業後、2008 年に同神経内科へ入局。2009 ～ 2013 年茨城県厚生連 JA とりで総合医療センター神経内科、2016 年 8 月より東京医科歯科大学神経内科助教、2018 年同総合診療科助教と医療連携支援センター副センター長を兼務。2019 年に医療法人財団千葉健愛会あおぞら診療所常勤医を経て、2020 年より現職。

　意思決定支援の前提として把握すべき「疾病の軌道」について概説し、関連ガイドラインを基に意思決定支援の大原則である「自己決定の尊重」と平時から大切にすべき点、訪問看護師に期待される役割について解説します。

平時からの継続的な意思決定支援が求められる理由

　終末期においては、約 70%の患者で意思決定が不可能といわれています[1]。これが、平時から意思決定支援が行われるべき大きな理由の 1 つです。また、本人の意向や希望は聴取したタイミングや状況に応じて変化し得るため、意思決定支援を継続的に行うことが求められます。このことは、アドバンス・ケア・プランニング（Advance Care Planning：ACP）という言葉が現在進行形であることにも表現されています。

大前提は「疾病の軌道」の把握

　疾病ごとの身体機能の経過を表したものを、「疾病の軌道（illness trajectory）」といいます[2]。

目の前の患者は、「在宅緩和ケアを希望した」「急性増悪と寛解による入退院を繰り返した」「徐々に通院が困難になった」などの理由により、訪問看護や訪問診療の導入に至っていることでしょう。今後、患者に起こり得ることを把握・予測し、それらに基づいて意思決定を行うためには、「疾病の軌道」を理解する必要があります。

　この「疾病の軌道」は大きく 2 つに分けられ、「回復し得る軌道」と終末期における「死に至る軌道」があります。まず、「回復し得る軌道」の代表的な例としてフレイルが挙げられます。フレイルとは「frailty」を語源に、日本語では「虚弱」「老衰」「脆弱」などと訳され、「しかるべき介入により再び健常な状態に戻るという可逆性が包含されている」[3] といわれています。すなわち、適切な栄養補給やリハビリテーションの介入により改善する可能性があります。例を挙げると、脳血管障害では発症後に一定の回復が得られる人がいるため、多くの患者が回復期リハビリテーション病院を利用します。

　次に「死に至る軌道」には、①がん、②臓器不全（心不全、呼吸不全、透析導入前の慢性腎不全、肝硬変など）、③認知症、④神経難病、に

おける軌道があります。

・がん：がん患者は、亡くなる1、2カ月前から急速に身体機能が低下することが知られています。それまでは、身体機能は比較的保たれます。一方で、がんによる死亡の約3割は急変死亡であることも念頭に置く必要があります。

・臓器不全：臓器不全は、急性増悪と寛解を繰り返します。寛解しても急性増悪前の機能には戻らず、徐々に悪化しながら死に向かいます。

・認知症：認知症は緩やかに進行し、死に至る疾患です。認知症のケアでは、症状の進行や各症状に応じたステージアプローチの手法が知られています[4]。85歳以上の3人に1人が認知症であり[5]、誰もがこのアプローチを理解しておくことが望まれます。

・神経難病：一言で神経難病といっても経過は疾患ごとに大きく異なるため、それぞれの専門医に経過予測の確認が必要です。例えばパーキンソン病の自然歴は15～20年で、症状をコントロールする薬剤が複数あります。一方、筋萎縮性側索硬化症（ALS）は人工呼吸器をつけない限り自然歴は数年と短いです。そのため、気管切開や人工呼吸器の装着、胃瘻造設に関する意思決定を行う時期を早い段階で見極める必要があります。

なお、「疾病の軌道」に関する詳細については原著論文[1]や成書を参照してください。また、患者が現在「疾病の軌道」のどこに位置しているのかについては、主治医によく確認してください。

意思決定支援に関する4つのガイドライン

2017年から2019年にかけて、厚生労働省から「障害福祉サービス等の提供に係る意思決定支援ガイドライン」（以下：障がい者ガイドライン）[6]、「人生の最終段階における医療・ケアの決定プロセスに関するガイドライン」（以下：

医療・ケアの決定プロセスガイドライン）[7]、「認知症の人の日常生活・社会生活における意思決定支援ガイドライン」（以下：認知症ガイドライン）[8]、「身寄りがない人の入院及び医療に係る意思決定が困難な人への支援に関するガイドライン」[9]と、意思決定支援に関する4つのガイドラインが公表されました。いずれのガイドラインでも、意思決定支援の基本となる考え方が示されているため、一読を強くおすすめします。

「医療・ケアの決定プロセスガイドライン」には、ACPは人生の最終段階の医療・ケアについて、本人が家族等や医療・ケアチームと事前に繰り返し話し合うプロセスである[7]ことが示されています。すなわち、ACPは狭義の医療についてのみ話し合うことではありません。また、「障害者ガイドライン」や「認知症ガイドライン」には、具体的な支援内容が詳細に記されています。

意思決定支援の大原則

ここでは「認知症ガイドライン」と「障害者ガイドライン」を引用しながら、意思決定支援の大原則について整理してみます。

「認知症ガイドライン」は「認知症の人の意思決定に関わる人が、認知症の人の意思をできるかぎり丁寧にくみ取るために、認知症の人の意思決定を支援する標準的なプロセスや留意点を記載したもの」[8]であり、認知症当事者の意見もガイドライン作成の基礎になっています。また、「障害者ガイドライン」には、継続した意思決定支援プロセスの持つ意味が随所に記載されています。

●本人意思の尊重
意思決定支援の大原則は「本人意思の尊重」であり、両ガイドラインでも「職員等の価値観においては不合理と思われる決定でも、他者への権利を侵害しないのであれば、その選択を尊重する」[6]、「実現を支援するにあたっては、他

者を害する場合や本人にとって見過ごすことのできない重大な影響が生ずる場合でない限り、形成・表明された意思が、他から見て合理的かどうかを問うものではない」[8]と明記されています。医療・介護・福祉などの専門職や家族の考える“こうしたほうがいいと思うこと・解釈していること・理解していること”からみてどんなに不合理であったとしても、本人にはそう意思決定する理由があり、最大限それを尊重する必要があるということです。

●意思決定能力を評価し、向上させる働きかけ

　意思決定支援においては、まず、認知症の症状にかかわらず本人には“意思がある”ことを前提とします。「認知症ガイドライン」では、「本人の意思決定能力は、説明の内容をどの程度理解しているか（理解する力）、またそれを自分のこととして認識しているか（認識する力）、論理的な判断ができるか（論理的に考える力）、その意思を表明できるか（選択を表明できる力）によって構成される」[8]と、その能力を分割して説明しています。それぞれの力は「あり」か「なし」の二者択一ではなくグラデーションがあり、意思決定能力は認知症のステージだけでなく社会心理的・環境的要因などに影響され変動し得るものです。また、意思決定支援者の支援力によっても変化します。したがって、本人の残存能力を見極めて、それらを向上させる働きかけが必要です。

●根拠となる発言・エピソードの聞き取りと記録

　本人の意思決定能力が低下している場合には、推定意思・選好を尊重します。推定意思・選好とは、本人の価値観や健康観、死生観、生活歴などを踏まえて、もし本人に十分な意思決定能力があるとしたら、この状態を理解した本人が望むであろうこと、好むであろうことを関係者で推定したものです[8]。

　「障害者ガイドライン」では、「日頃から本人の生活に関わる事業者の職員が場面に応じて即応的に行う直接支援の全てに意思決定支援の要素が含まれる」とし、「日常生活における場面で意思決定支援を継続的に行うことにより、意思が尊重された生活体験を積み重ねることになり、本人が自らの意思を他者に伝えようとする意欲を育てることにつながる」という平時からの継続的な支援の必要性が述べられています[6]。

　また、「このときのエピソードには、障害者の意思を読み取る上で重要な『様子』が含まれているという場合」があり、「そういった、客観的に整理や説明ができないような『様子』を記録に残し、積み上げていくことは、障害者の意思決定を支援する上で重要な参考資料になる」としています[6]。さらに、「意思決定支援の内容と結果における判断の根拠やそれに基づく支援を行った結果がどうだったかについて記録しておくこと」と、「記録の方法や内容について検討すること」の重要性を示しています[6]。

訪問看護師に期待される役割

　では、各ガイドラインの内容を踏まえ、訪問看護師は具体的に何に取り組むべきでしょうか。

●平時からACPに資する情報を聞き逃さず把握し記録・共有・蓄積する

　訪問看護師は日々のかかわりの中で、本人の意思を直接的に示す言葉やエピソードを聞き取っているはずです。これらは意思決定支援に役立つ材料であり、“聞き逃さない”で“把握”しましょう。また、「ACPに資する情報」として“記録”してください。その上で、この記録は訪問看護ステーションのみの記録とするのではなく、できる限りリアルタイムで主治医を含む多職種と“共有”することが望まれます。そして、継続的に把握・記録・共有を行い、ACPに資する情報を平時から“蓄積”することが重要です。

　記録を共有し蓄積するためのプラットフォームとしては、ICTの活用が考えられます。少なくとも、ACPに資する情報を居宅療養管理

指導報告としてケアマネジャーと共有し、そこから主治医を含む多職種に共有されるよう明瞭な報告を心がけましょう。

● 入院時・入院中・退院時に病院スタッフとACPに取り組む

訪問看護を提供している患者が入院を決定するときには、すでに主治医を交えて本人・家族と入院に関する相談をしているはずです。この相談プロセスそのものも大切なACPです。

一方、入院後に重要な意思決定場面があったとしても、病院から訪問看護師に直接声はかからず、重要な場面にあることを把握すらできないことが少なくありません。意思決定場面への同席や必要な情報提供のためには、受け身ではなく病院へ意図的に働きかける必要があります。令和3年度介護報酬改定において、ケアマネジャーが通院に同行することに新たな報酬が設けられました（通院時情報連携加算50単位／月）。このような加算がないとしても、訪問看護師には病院へ能動的に働きかけることが期待されます。

また、退院時共同指導は情報連携や合意形成の場であり、本人・家族の意向、希望等を聞き取ることができます。医療に関する申し送りだけでなく、病院スタッフとともにACPに取り組む場として活用してください。

● 地域生活期において介護職とACPに取り組む

利用者本人の好きなもの、嫌いなもの、意向、価値観、死生観などは日常生活の中にちりばめられています[10]。介護の仕事は生活に密着しているため、家族だけでなく生活に伴走している介護職は本人の意向の代弁者にもなり得ます[10]。

訪問看護師は本人の意思決定に「直接」コミットするだけでなく、介護職に対する教育的機能を果たすことも求められています。つまり、ACPに資する情報とは何かということに限らず、医療職が生活情報に基づいてどのように判断をしているのか、介護職は医療職へ何を共有・報告すべきなのかについて、介護職へ助言・指導を行う役割が期待されます。

もちろん、サービス担当者会議が生活における意向や希望の聞き取りの場となり、訪問看護師が介護職とともに参加する大切なACPの場であることは言うまでもありません。

＊

意思決定支援は、決して"1通の「事前指示書」を作成する"ことや、"1回だけ「人生会議」を開く"ということではありません。本稿が、意思決定支援において、患者との平時からのかかわりがいかに重要であるかをあらためて認識・考察し、臨床での取り組みを見直す機会となることを願います。

● 引用・参考文献
1) Silveira J., Kim Y.H., Langa K. : Advance directives and outcomes of surrogate decision making before death, New England Journal of Medicine, 362(13), p.1211-1218, 2010.
2) Lynn, J. : Perspectives on care at the close of life. Serving patients who may die soon and their families : The role of hospice and other services, The Journal of the American Medical Association, 285(7), p.925-932, 2001.
3) 日本老年医学会：フレイルに関する日本老年医学会からのステートメント, 2014, https://jpn-geriat-soc.or.jp/info/topics/pdf/20140513_01_01.pdf [2021.9.2確認]
4) 北田志郎：認知症の軌道学, 在宅医療バイブル(第2版), 日本医事新報社, p.219-224, 2018.
5) Ninomiya T., Nakaji S., Maeda T. et al.:Study design and baseline characteristics of a population-based prospective cohort study of dementia in Japan: The Japan Prospective Studies Collaboration for Aging and Dementia(JPSC-AD), Enviromental Health and Preventive Medicine, 25(1), p.64, 2020.
6) 厚生労働省：障害福祉サービス等の提供に係る意思決定支援ガイドライン, 2017, https://www.mhlw.go.jp/file/06-Seisakujouhou-12200000-Shakaiengokyokushougaihokenfukushibu/0000159854.pdf [2021.9.2確認]
7) 厚生労働省：人生の最終段階における医療・ケアの決定プロセスに関するガイドライン, 2018, https://www.mhlw.go.jp/file/04-Houdouhappyou-10802000-Iseikyoku-Shidouka/0000197701.pdf [2021.9.2確認]
8) 厚生労働省：認知症の人の日常生活・社会生活における意思決定支援ガイドライン, 2018, https://www.mhlw.go.jp/file/06-Seisakujouhou-12300000-Roukenkyoku/0000212396.pdf [2021.9.2確認]
9) 厚生労働省：身寄りがない人の入院及び医療に係る意思決定が困難な人への支援に関するガイドライン, 2019, https://www.mhlw.go.jp/content/000516181.pdf [2021.9.2確認]
10) 沼沢祥行, 川越正平：意思決定支援(総論), 知っておきたい医学知識, ふれあいケア, 26(2), p.44-47, 2020.

● 医療法人社団誠馨会新東京病院
〒270-2232
千葉県松戸市和名ヶ谷1271
TEL 047-711-8700
https://www.shin-tokyohospital.or.jp/

〈報告 1〉 認知症
支援者の倫理的感受性

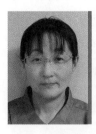

株式会社在宅看護センターくるみ
代表取締役
深大寺元町訪問看護ステーション
管理者
老人看護専門看護師

田中 和子
(たなか かずこ)

北里大学看護学部卒業後、急性期病院勤務、大学助手を経て、2001年より在宅看護の現場に。2009年老人看護専門看護師資格取得。2021年1月「日本財団在宅看護センター」起業家育成事業（実施：笹川保健財団）修了後、株式会社在宅看護センターくるみを設立。7月に深大寺元町訪問看護ステーションを開設。

　言葉による意思表示ができない利用者への意思決定支援として、認知症を持つ人への支援の事例を基に、本人と家族の意思確認からケアの見直しに至った経緯と成果、支援者の「倫理的感受性」の大切さについて報告いただきます。なお、本稿は筆者が以前勤めていた訪問看護ステーションの事例を基に解説しています。

看護師の思い込みによるケアから本人の意思を反映したケアに

〈事例〉Aさん／70代女性／脳血管性認知症・右半身麻痺・運動性失語／要介護4

　Aさんは夫と長男の3人暮らし。1年前にくも膜下出血による開頭血腫除去術後、リハビリテーション専門病院に転院。4カ月前の自宅退院後に訪問看護が導入された。排泄はオムツ内。食事時とデイサービスでは車いすを利用、それ以外はベッド上で寝て過ごしていた。Aさんの健康上の課題は、①日常的におりものが見られ、②時折、尿路感染によると思われる微熱と、③臀部の皮膚障害、④夜間不眠があることだった。

　Aさんのサービスの利用状況は、訪問診療、訪問看護・リハビリ、訪問介護、デイサービス、訪問入浴であった。

●介入の経緯

〈介入以前の訪問看護〉

　筆者は、受け持ち交代のために同行訪問をした際、モヤモヤを感じました。

　それまでAさんを担当していたB看護師のケア内容は、「週に2回訪問し、ベッド上で浣腸と摘便をする」ことでした。家族は毎日刺激性下剤の内服を介助し、訪問前夜には訪問時に排便があるように下剤を増量していました。B看護師がめざしていたのは、「できる限り訪問時に便を出し切り、家族のオムツ交換の負担を軽減する」ことであり、時折、訪問日以外に排便があると家族に謝っていました。

〈筆者が感じたモヤモヤ〉

　訪問時のAさんは硬い表情をしており、声をかけても笑顔は見られませんでした。Aさんは、黙って浣腸と摘便の処置を受けていました。筆者はその様子を見て、「本人の意思にかかわらず浣腸と摘便が行われており、Aさん

はそのことに屈辱感があるのではないか」、また「『便を出し切ること』に重点を置いていることで、苦痛を伴う手技になっているのではないか」と感じました。さらに家族の負担軽減という方針は、家族とともに検討したのではなくB看護師の思いで決められていたことも気になりました。

家族によると、Aさんは「いつも冗談を言う明るい性格」とのことでした。筆者は硬い表情のAさんは本来の姿ではないと考え、本人の意思に沿った日常生活を送れるよう、「Aさんと家族が納得して継続でき、Aさんにとって気持ちのよい排便の方法」を検討することにしました。

● 排便のアセスメント

Aさんの日々の食事は食物繊維が豊富で水分も摂れており、食生活に問題はないと判断しました。

便の性状はブリストールスケール4、5であり、腸蠕動音も良好で、浣腸をする前に便が直腸内にあることや訪問時以外にも出ることから、排便しやすい姿勢をとれば浣腸をしなくても排便できるかもしれないと思いました。また、食事時には車いすに座れていることから、まずは訪問看護・介護時にポータブルトイレ（以下：Pトイレ）での排便を促すことを考えました。しかし、家族の介護負担が増す可能性があるため、まずはAさんと家族の意思を確認しました。

● 気持ちよい排泄への試み

〈Aさんと家族の意思確認・意思決定支援〉

筆者はまず、「もっと気持ちよく排泄する方法を試してみませんか」とAさんに問いかけました。Pトイレについては、ジェスチャーも交えて具体的に説明しました。それに対して、Aさんがうなずき同意していることを何度も確認しました。

次に、家族に対して「サービスが入っていない時間にAさんがPトイレを希望すると介護負担が増すかもしれない」と説明したところ、「よいと思うことはやってみたい」とスムーズに納得が得られました。

〈多職種への提案〉

所属ステーションの理解を得た後、ケアマネジャーにこの取り組みの経緯やメリット、家族負担が増す可能性、多職種の協力が必要なことを説明しました。訪問介護にも協力を要請したところ、了解が得られました。

ケアマネジャーはPトイレ購入の手続きと訪問介護のサービス内容を調整し、当ステーションの理学療法士（以下：PT）はヘルパーと看護師にPトイレへの安全な移乗方法を指導しました。

● 新たな支援と成果

Pトイレを導入した直後から、Aさんには座るたびに排尿がありました。数日後には「あ～あ～」と声を出して尿意を知らせるようになり、しっかりと尿意があることがわかりました。しかし排便はなく、浣腸と摘便を継続して様子を見ました。また、看護師とPTで腹圧をかけやすい姿勢を検討し、リハビリ内容を見直しました。

翌週には、家族が肛門を刺激すると連日または隔日Pトイレでの排便がありました。家族は、排尿にオムツも併用して自ら疲弊しない工夫をしていました。筆者はAさん・家族と相談し、浣腸と摘便、訪問日前日の下剤の増量を中止しました。さらにオムツで排尿する回数が減ったため、1カ月後には臀部の皮膚障害が改善し、おりものと微熱も見られなくなりました。

2カ月後には家族が「便が硬めのほうが自力で出しやすいようだ」と言い、連日内服していた下剤をすべて中止しましたが、排便回数は減りませんでした。その後、Aさんは夜間よく眠れるようになりました。皮膚障害による不快感や下剤による腹痛がなくなるなど、なんらかの苦痛が軽減されたからではないかと思います。

併せてAさんは日中の覚醒もよくなり、意

思を伝えようと声を出したりジェスチャーをしたり、時には看護師を笑わせようと面白い表情をしてみせたりと、それまでとはまったく異なる様子を見せてくれるようになりました。以降、これまで浣腸と摘便をしていた訪問看護の時間を言語リハビリに充てたり、訪問看護を減らしてデイサービスを増やしたりしました。デイサービスでは、家では構造上かなわなかったトイレでの排泄介助を行いました。

障壁・誤解・思い込み

認知症を持つ人への意思決定支援について、本特集のテーマにもある「障壁」「誤解」、そして「思い込み」という視点で考えてみます。

認知症と失語は、「意思をはっきりと言葉で表現できない」という意味では「障壁」かもしれません。しかし、「硬い表情」を意思として捉えるアンテナがないという支援者側の要因も「障壁」であると考えます。

また、「浣腸・摘便」を必要とする利用者がいることは事実ですが、本人と家族の真意を酌み取ることなくそれがよいケアであるという「誤解」や「思い込み」で行われているケースも少なくないと思います。加えて、「Aさんは尿意・便意がない」「Pトイレでは排泄できない」という「思い込み」により、Aさんの持てる力に対する低い見積もりがあったといえます。

誰も問題視していないことをチームに投げかけるのは、時に勇気が必要です。そこにも超えなくてはならない「障壁」があると考えられます。

認知症高齢者の 意思決定支援と倫理的感受性

Aさんは以前、排便処置時に硬い表情をしていましたが、強く拒否する様子はありませんでした。しかし、新たな排泄方法を体験したこ

とで、声を出して意思を示すようになりました。この事例のように、認知症の人の意思決定は根気強くプロセスを踏む必要があります。

訪問看護の利用者は慢性的な経過をたどる人が多く、同じケアが漫然と繰り返されることも少なくありません。しかし、その延長線上にその人の最期があり、筆者らのケアが亡くなる日まで受けるケアになる可能性があります。だからこそ、看護師には、日常的なケアがその人の意思を尊重したものなのかをあえて疑問視し、見直すことが求められます。そのために必要なのは「倫理的感受性」だと考えます。

「私たちはよいケアをしている」と思い込み、認知症の高齢者の意思に気づくことなく素通りしていることが多々あるのではないでしょうか。その人の体験に焦点を当て、「このケアで本当によいのか」「このケアはその人が死ぬまで受けるケアとして適切なのか」と日々問いかけていきたいと思います。

●引用・参考文献
1) 厚生労働省：認知症の人の日常生活・社会生活における意思決定ガイドライン, 2018, https://www.mhlw.go.jp/file/06-Seisakujouhou-12300000-Roukenkyoku/0000212396.pdf［2021.8.10確認］
2) 日本老年医学会：ACP推進に関する提言, 2019, https://www.jpn-geriat-soc.or.jp/press_seminar/pdf/ACP_proposal.pdf［2021.8.10確認］
3) 田中和子, 西山みどり, 柴田明日香, ほか：老人看護専門看護師による高齢者への看護の「実践」, 老年看護学, 23(1), p.6-11, 2018.

●株式会社在宅看護センターくるみ
深大寺元町訪問看護ステーション
〒182-0017
東京都調布市深大寺元町4-29-15 メゾン山口203
TEL 042-444-1041
http://hp.kaipoke.biz/4wc/

〈報告 2〉 看取り期
困難事例の振り返りから
多職種での学びと情報共有を

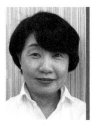

株式会社ケアーズ
東久留米白十字訪問看護ステーション 所長
山梨県立大学大学院 臨床准教授
在宅看護専門看護師／緩和ケア認定看護師／
介護支援専門員

中島 朋子
（なかじま ともこ）

1985 年看護師免許取得。病棟勤務や訪問看護ステーション所長などを経て、2007 年から現職。2003 年緩和ケア認定看護師資格取得。2016 年山梨県立大学大学院看護学研究科修了、同年、在宅看護専門看護師資格取得。一般社団法人全国訪問看護事業協会常務理事のほか、自治体の各種委員や講師などを務めている。

　末期状態で自宅退院し、数日で在宅での看取りとなった事例を振り返り、本人の意思が確認できない場合の意思決定支援について考察いただきます。

はじめに

　「東久留米白十字訪問看護ステーション」は、2001年から東京都新宿区で訪問看護等を実践している「白十字訪問看護ステーション」を運営する株式会社ケアーズによって2007年に、東京西部の郊外にある東久留米市に開設されました。スタッフは、在宅ホスピス・緩和ケア病棟・小児看護等の経験者や、医療リンパドレナージセラピスト、緩和ケア認定看護師、訪問看護認定看護師などで、医療依存度の高い利用者や在宅での看取り、困難事例のほか、急な退院にも数多く対応しています。

　利用者本人の意思が確認できないケースでは、本人の意向やこれまで大事にしてきた価値・信念などを家族等から聞いて推定意思を酌み取り、家族等を含むチームで、本人にとっての最善利益とは何かを丁寧に考えるプロセスが必要になります。

　本稿では、本人・家族の希望により自宅退院したものの、全身状態の悪化から本人の意思を酌み取れないまま看取りを迎えた事例を紹介し、本人の意思が確認できない利用者への意思決定支援について考えます。

本人・家族の希望により末期状態で急遽自宅退院となったAさん

〈事例〉Aさん／70代男性／心不全末期、肺非結核性抗酸菌症（肺 MAC 症）、慢性呼吸不全／要介護3

　Aさんは、肺 MAC 症と慢性呼吸不全のため外来通院をしていたが、肺炎と急性心不全を発症して入院。さらに約 1 カ月の入院期間中に心不全の増悪により血圧・意識レベルが低下し、低酸素状態となった。非侵襲的陽圧換気療法（NPPV）を行ったが、本人の強い拒否があったため 19 日後に離脱し、酸素吸入（2L）と血圧維持のためのドパミン塩酸塩の点滴（16mL／

Aさんの在宅療養上の課題とその対処		表1
状況	課題	対処
療養者・家族の意向に沿った支援	・病院からは、療養者・家族ともに自宅退院と在宅での看取りを希望しているとの情報があり、それに向けて訪問看護を引き受けた	・日単位の予後であり、医療デバイスもあるが、Aさん・家族の希望に沿って、安全・安楽な在宅での時間を過ごせるようサポートすることで、在宅ケアチームの方向性を調整した
ドパミン塩酸塩の持続点滴（末梢）が16mL/時で注入されている	・在宅で使用するポンプを業者に依頼。どこで誰が薬剤をポンプのカセットに充填するかが課題。急な退院のため、業者によるポンプの手配は退院日の午後とのこと	・病院のポンプを接続したままで退院し、在宅でCADDポンプに切り替えることとした。業者はポンプを薬局に届け、そこでドパミン塩酸塩を充填して訪問看護師に引き継ぎ、在宅でポンプを交換する
	・500mLのポンプカセットが必要であったが、業者のストック状況からすぐに用意できない（5日かかる）。それまでは250mLのカセットを使用するしかない ・16mL／時の注入量であったが、さらなる血圧低下があり、退院当日朝から19mL／時にドーズアップされた	・250mLのカセットで19mL／時の注入速度だと13時間ごとに薬剤を充填しなくてはならない。そのため、ルートを左右上肢に2本とり、ポンプも2台稼働させる ・ポンプ用カセット等の消耗数が増えた場合、利用者の自己負担額がかさみ、経済的負担が大きくなる
	・末梢点滴のため、漏れた場合などは刺し替えるまでに時間を要し、その間に死亡する可能性がある。また、静脈炎や注射部位の変性壊死などのリスクもある ・全身状態が悪化していることなどから、点滴が漏れた際に末梢ルートの確保が困難になる可能性もある	・リスクについて退院前に病院からも説明してもらうように依頼する ・退院後、自宅で訪問診療医とともに再度説明。また、在宅ケアチームのサポート体制についても説明する
在宅酸素	・退院前に搬入・設置が必要	・業者に退院当日の朝一番で搬入を依頼
金曜日の退院となる	・退院直後の土日も支援が必須である。また、ドパミン塩酸塩の薬液充填も必要	・訪問看護師間はもちろん、訪問診療医・訪問薬剤師・ケアマネジャー等と密な連絡が必要になるため、ICTを活用して状況共有と協働をはかる

時）が24時間持続で行われていた。

退院前日の午後、病院の退院調整看護師から当ステーションに連絡があり、「新型コロナ感染拡大の影響であまり面会ができていないが、日単位の予後であることを説明した上で、Aさん、家族ともに自宅への退院を希望している。意識レベルの低下はなく、意思疎通は可能。強心剤の点滴や尿管留置、在宅酸素が必要だが、息子・娘ともに協力的なので介護の問題はない。本人・家族の希望で急遽明日退院となった。自宅までの車中で心停止するリスクについても了解している」とのことで、翌日の退院直後からの訪問看護の依頼があった。

ドパミン塩酸塩の持続点滴等が必要な状況だったが、本人・家族の意向が明確であるなら、在宅ケアチームとしてできるだけの支援を行い、利用者・家族のQOL・QODをサポートしようと、当ステーションでの受け入れを決定した。

● 退院までのアセスメントと調整・準備から看取りまで

退院調整看護師からの情報を基に、Aさんの在宅療養上の課題等をアセスメントし、準備に取りかかりました（表1）。

退院当日、自宅到着直後に訪問したところ、Aさんは「家に帰ってきたよ」という声かけにはうなずきましたが、それ以上の意思疎通は難しい状態でした。

妻は「こんな状態だとは思っていなかった。点滴や尿の管が入った状態で介護するなんて無理。退院予定は3日先だったのに」と、看取り

・病院からの事前情報と初回訪問時の状況が大きく違った。妻があまりにも動揺していたので、退院や在宅での看取りを家族が希望したのか、本人はどのように意思表示をしていたのか等、もう少し具体的に知りたい。

・日単位の予後に病状が変化したため、病院サイドは急遽予定を早めて自宅に帰るための支援をしなくてはと考えての退院調整だったと思うが、物品や薬剤などが十分にそろっていない状況での退院は、本人・家族にとって適切な判断だったのか？　本人・家族のための退院になったのだろうか？

・療養者・家族の気持ちが"置いてきぼり"になっていた印象を受ける。

・ドパミン塩酸塩の点滴を自宅でも継続すること、また移動の車中でのリスクなどがあったが、そこまでして帰りたいと本人・家族は望んでいたのだろうか？　訪問看護場面での本人・家族の言動からは、そのような希望があったようには受け取りにくい。

・帰ることだけがすべてではないこともあるのではないか。最低限の準備が整っていない場合、本人の身体的苦痛や家族の心的苦痛を増してしまう危険性もある。特に家族の心的苦痛は、本人との死別後、正常な悲嘆プロセスをたどれなくなる可能性もある。

・退院カンファレンスが開催される場合は、そのときに訪問看護師も利用者・家族の意思を確認することができ、在宅ケアをスタートさせられる。コロナ渦での退院カンファレンスのあり方を検討・改善する必要がある。

・退院後、ステーションとして「在宅でできることは全力でやる」ことはできたが、病院とのすれ違いについてはしっかり振り返る必要がある。

が差し迫っているAさんの病状や、医療デバイスがついている状況での在宅介護に大きく動揺しており、尿バッグの尿廃棄や在宅酸素療法（HOT）の取り扱いも困難でした。

また、同居している息子には知的障害があり、Aさんの状況理解は難しく、娘は遠方在住で仕事もしているため、家族による介護は期待できませんでした。

そこで、Aさんの身体状況（血圧：88/60mmHg、HOT・2LでSpO$_2$：93％）や、輸液ポンプ・HOT・バルーンカテーテルの確認、今晩家族が担う介護や注意事項について必要最低限のことを説明しました。

退院翌日の訪問時には、妻の思いを傾聴しつつ、看取りのパンフレットを使いながらデスエデュケーションを丁寧に行いました。妻は「仕方ないですね。病院で先生に2～3日だと言われていたので」と徐々に現状を受け止め、在宅で看取る覚悟を固めつつありました。

退院後2日目、Aさんの血圧は80mmHg（触診）、SpO$_2$はHOT・3Lにアップしても66～75％と病状が悪化しており、Aさんはその日の夜に静かに永眠しました。

●当ステーションの対応を振り返って

退院時の全身状態から、訪問看護師がAさ

んの意思を酌み取れるような場面がないままでの看取りになりました。また妻も、Aさんが医療デバイスをつけて退院すること、在宅での看取りのイメージや覚悟ができていない中での退院となったことに混乱している状況でした。

そのような中、3日間という短い時間でしたが、トータル7回の訪問と電話対応等を行い、Aさんの苦痛緩和をはかるとともに、家族が退院を後悔せずに看取れるように支援しました。

デスカンファレンスでの検討

当ステーションでは、これまで数多くの困難事例に対応してきましたが、Aさんの事例においては、訪問看護師個々の心の中にモヤモヤとした思いが残りました。そこで、永眠1週間後にステーション内でデスカンファレンスを開いて話し合いました。その際にはジョンソンらの臨床倫理の4分割表*を活用しながら検討しました。

そこで出た意見（**表2**）を集約すると、①病院看護師が「療養者・家族の思いに沿う」思いで退院調整したのは理解できるが、医療者と療

* 臨床的課題を「Medical Indication（医学的適応）」「Patient Preference（患者の意向）」「QOL（生活の質）」「Contextual Features（周囲の状況）」の4点に分けて検討するツール

養者・家族との認識にずれはなかったのか、②医療倫理の4原則のうち、「自立尊重原則」と「善行原則」「無危害原則」との対立がある、③コロナ禍においてはインフォームド・コンセントと退院調整に難しさがある、④病院にフィードバックして一緒に振り返り、今後につなげる必要がある、の4点となりました。

　ステーション内でのデスカンファレンスの後、病院とそれを行うための資料を作成しましたが、コロナ禍の中でまだ実施には至っていません。ただし、電話で退院調整看護師と、ともに振り返るプロセスは行いました。

意思決定支援における
訪問看護師の役割と取り組み

　利用者の意思を確認できない状況の場合、最善利益をチームで考えるプロセスが必要になります。その際には訪問看護師が中心になって、アドバンス・ケア・プランニング（ACP）を行うことが多いのではないでしょうか。

　ACPでは、基本的な考え方や倫理的感受性、倫理的視点から、多職種と連携して本人・家族にとっての最善利益を検討します。また、家族に対しては、後悔を残さないようにサポートしていきます。これは家族のグリーフケアにもつながります。

　このように、本人の意向を軸にしながら医学・看護判断に家族の意向も交え、個々の状況に応じた最善利益を考える場の設定においては、訪問看護師が中心となって多職種間での調整をはかる役割が求められると思います。

　また、個々の事例を丁寧に振り返り、必要に応じて入院していた病院も含めた地域の多職種で話し合い、次に同様の事例に出会ったときにはよりよい意思決定支援が地域全体で行えるように学び、共有することも必要です。

　Aさんのように、急遽自宅に退院してすぐに亡くなる事例は、どこのステーションでも経験していると思います。それをそのままにせずに多職種で振り返り、次に生かすことが今後の意思決定支援の底上げにつながるはずです。

●株式会社ケアーズ
東久留米白十字訪問看護ステーション
〒203-0053
東京都東久留米市本町2-2-5 本町ビル1階A号
TEL 042-470-7477
http://www.cares-hakujuji.com/services/higashikurume

第 **4** 章

独居高齢者への
意思決定支援

〈解説〉
独居高齢者の意思決定を支える ACPの進め方

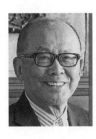

医療法人聖徳会
小笠原内科・岐阜在宅ケアクリニック
院長

小笠原 文雄
（おがさわら ぶんゆう）

1973年名古屋大学医学部卒業。名古屋大学第二内科を経て、1989年に小笠原内科を開院し、院長を務める。1999年医療法人聖徳会小笠原内科理事長に就任。2012年度厚生労働省委託事業の在宅医療連携拠点事業所を受託し、2018年小笠原内科・岐阜在宅ケアクリニックへ名称変更。現在に至る。医学博士。日本在宅ホスピス協会会長。名古屋大学医学部特任准教授、岐阜大学医学部客員臨床系教授。2020年第16回ヘルシーソサエティ賞「医師部門」受賞。著書に「なんとめでたいご臨終」（小学館）。

　病院から独居高齢者が自宅退院するには、数多くの障壁があると考えられているのが現状です。本人の意思決定を支えるACPの進め方や具体的な取り組みについて解説いただきます。

　2025年には団魂世代全員が75歳以上となり、日本は類を見ない超高齢化社会に突入します。その中で、高齢者の独居や孤独死の増加などが新たな課題となっています。2019年の国民生活基礎調査[1]によると、65歳以上の独居は736万9000人に達しています。これは日本人口の3人に1人に当たります。

　「小笠原内科・岐阜在宅ケアクリニック」での在宅看取りの人数は1500人を超えました。そのうち、独居の111人は最期までケアをして自宅で看取りを行いました。

　本稿では、独居高齢者が住み慣れた自宅で最期まで過ごすためには何が障壁となるのか、また、誰が司令塔となってアドバンス・ケア・プランニング（ACP: 人生会議）をいつ行っていけばよいのかについて解説します。

独居高齢者の在宅への退院を阻む障壁とは

　病院では、退院後も医療処置が継続的に必要な患者に対して、退院前カンファレンスが開催されます。病院の担当者が患者の病状と症状、必要な手技を本人・家族や在宅ケアチームに説明し、継続的に患者を支えていくためのカンファレンスです。

　現在、新型コロナウイルス感染症が拡大し、退院前カンファレンスは減少していますが、チューブや呼吸器等が必要な患者の場合は行われています。退院後に不測の事態が生じたときに1人で対処できるのかという不安・心配ゆえの病院側の確認だと思います。

　病院が考えるように、独居高齢者が住み慣れた自宅で最期まで過ごすための障壁には以下のようなものが挙げられます。

・本人の希望より家族の意見を優先

・内服薬やインスリンなどの管理

・食事や水分の管理

・買い物、日常に必要なものの管理

・チューブ類の管理

・排泄、入浴などの清潔行為

・寝たきりになっても1人でいられるのか

・認知機能の低下、孤独死

以上のうち、一番の障壁は家族です。独居に対する不安から、本人の願いである「住み慣れた自宅で過ごす」という自己決定権を奪うこともあり得ます。

病院看護師は、これらの調整をしてからでなくては在宅への移行はできないと思っています。しかし筆者は、調整を行っている間に状態が悪化して自宅に帰ることができなかった事例を何例も経験しました。訪問看護師の中にも、もう少し早く帰っていれば利用者の願いがかなえられた、自宅で楽しく過ごすことができた、元気になれた、と後悔した経験を持つ人は多いと思います。

病院看護師や独居高齢者は、家族の理解とともに在宅サービスを整えなければ帰ることができないと誤解しています。しかし、それらについては退院してから訪問看護師やケアマネジャーが調整すればよいのです。その点を理解してほしいと思います。

以下に、筆者が支援した独居高齢者の在宅での看取りまでの生活について紹介します。

最期まで本人が望む在宅での生活を楽しんだAさん

〈事例〉Aさん／94歳女性／心不全（ペースメーカー装着）・認知症／要介護5

Aさんは1人暮らし。誤嚥性肺炎で入院中、隣県に住む娘がAさんのことで当クリニックの相談外来を訪れた。「母が"家に帰りたい"と言っているが、入院生活が長いので寝たきりに近い状態になっている。1人暮らしだが、退院しても大丈夫か」という内容であった。筆者は

「大丈夫、できるよ」と答え、Aさんは翌日に緊急退院[*1]した。

●取り戻した笑顔と日々の暮らし

家に帰ったAさんは笑顔を取り戻し、入院前と同じように元気になりました。週4回のデイサービス、1日1回の訪問介護、週1回の訪問看護（24時間対応）、月2回の訪問診療を利用し、時々は友人や近所の人もAさん宅を訪れました。人と話をすることが好きなAさんにとって喜ばしいことでした。

●ACPに基づいた治療とチームケア

退院2カ月後にAさんは再び誤嚥性肺炎を起こしましたが、退院後にACPを実施したとき、Aさんが「もう二度と入院したくない」と希望していたので、在宅で治療を開始しました。誤嚥性肺炎は、必ずしも入院しなくても在宅で適切な治療を行えば1週間ほどで改善します。具体的には、誤嚥性肺炎による炎症に対して、抗炎症作用の強い副腎皮質ホルモン剤のソル・メドロールと抗菌薬の併用投与を行います。

家族には「誤嚥性肺炎の治療は、大病院に入院すると2週間、全国一般病棟では平均で1カ月かかるが、当クリニックの在宅医療なら1週間で治療できる」と説明し、訪問看護特別指示書により訪問看護師が毎日点滴を含めたケアを行いました。また、嚥下評価と今後の対応のため言語聴覚士にも介入してもらいました。

褥瘡ができたときには、皮膚・排泄ケア認定看護師が状態を評価して処置方法を決定しました。ケアマネジャーや福祉用具事業所のスタッフと相談してベッドマットを耐圧分散マットに変更し、NSTチーム（栄養サポートチーム）も結成しました。間もなく褥瘡は軽快し、再発することはありませんでした。

また、誤嚥性肺炎の再発予防のために、他県に住む家族やヘルパーによる口腔ケアと、言語聴覚士や訪問看護師による嚥下リハビリテー

---

*1 病院に退院を申し込み、緊急に手続きを済ませて退院すること

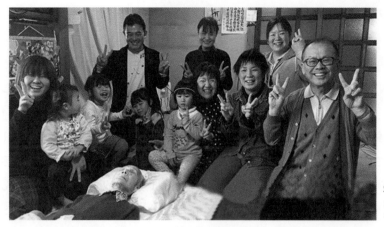

写真　大勢で喜んだAさんの旅立ち
（前列右端）筆者、（後列左端より）医師・
ケアマネジャー・訪問看護師

ションを行いました。それにより、Aさんは隣人・友人と会ったり、デイサービスの利用を継続することができました。

●再度のACPと看取り

　しかし、Aさんは誤嚥性肺炎を繰り返した結果、退院して半年ほどで病状が悪化しました。そのため、家族と在宅ホスピス緩和ケアチームでの再度のACPを実施しました。いつ亡くなってもおかしくない状態であることを伝えたところ、家族は「たとえそこで亡くなったとしても、母が大好きなデイサービスでお風呂に入れてあげたい」と希望しました。そこでデイサービスには、Aさんの状態が急変しても、救急車は呼ばずに訪問看護ステーションに電話するように伝えました。そして、その日にAさんは大好きなデイサービスで入浴し、帰宅して2時間後に娘や孫、ひ孫までそろった親族が見守る中、

旅立ちました。直後に家族は「よかった」と笑顔でピースをして、写真を撮影しました（写真）。それから訪問看護師が家族と一緒にエンゼルケアを行いました。グリーフケアの必要はありませんでした。

　著者が経験した独居高齢者の看取りでは、独居といっても利用者は親族や訪問看護師など、誰かがいるときに旅立つ人がほとんどです。そして「ひとりのときに死にたい」と願う人は1人で亡くなっています（図）。まさに「死ぬときを選ぶ命の不思議さ」を感じます。

独居高齢者の意思決定を支援する具体的な取り組み

●司令塔となるTHPの存在

　事例にも出てきた「緊急退院」ですが、病院

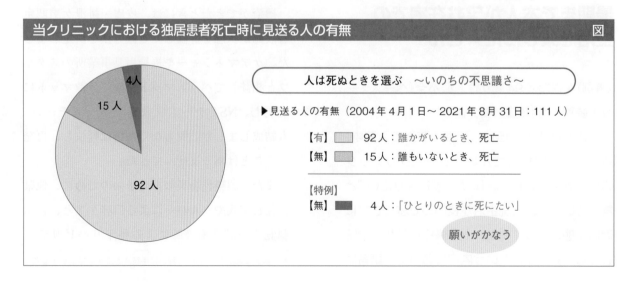

当クリニックにおける独居患者死亡時に見送る人の有無　　図

4人
15人
92人

人は死ぬときを選ぶ　〜いのちの不思議さ〜

▶ 見送る人の有無（2004年4月1日〜2021年8月31日：111人）

【有】　92人：誰かがいるとき、死亡
【無】　15人：誰もいないとき、死亡

【特例】
【無】　4人：「ひとりのときに死にたい」

願いがかなう

に入院中の患者が「家に帰りたい」と言ったら、当クリニックではその患者が独居であっても当日のうちに緊急退院ができる体制を整えています。緊急退院に対応するためには病院との連携が必要ですが、それには THP（トータルヘルスプランナー）*2 の存在が欠かせないといっても過言ではありません。

当クリニックでは、病院に入院中の患者から「家に帰りたい」と連絡を受けてから1時間以内に自宅に帰ってきた事例もあります。それができたのは、THP が"司令塔"として速やかに多職種に連絡をとり、コーディネートをしているからです。

●ACP はどのように行うか

ACP においても、THP が中心となって準備を行います。ACP は退院した日や状態が変化したときに行います。人が集まりやすい、またはイベントがあるときなどがよい機会だと思います。ACP では、本人および関係者が不安にならないように、うそをつかないこと、真心で話すことが大切です。また、病状が変化してもケアチームの支援により、焦らず、安心して、救急車を呼ぶことなく自宅で過ごすことができると本人・関係者に伝えておきます。

●訪問看護師等が持つべき視点・知識・留意点

在宅でのケアプランを立てるには、生活面を支えるケアが不可欠ですが、それには医療・看護・介護・福祉・保健の全体を把握していることが必要で、医師が不得意とするところです。ここでも多職種との連携・協動・協調をはかる THP がとりまとめを行うとよいでしょう。

疾患や ADL、患者の状態から予測されることを見極め、先回りをすることも必要です。症状コントロールをしっかり行うことで、患者が笑顔でいられるように支援することを心がけます。そのためには、日ごろから細やかに情報を

集め、それらを基に患者にかかわる職種や家族が ACP を行い、本人が安心して家にいたいという気持ちを大切にした実践が求められます。

また、本人やケア提供者が疲れないこと、不安にならないことも重要です。そのためには「私たちがいるから、いつでも家で暮らせるよ」と、医師や訪問看護師が中心となり、患者および患者を取り巻く人たちが安心できるよう、支援したいものです。

読者へのメッセージ

「独居＝寂しい」「独居＝孤独死」と思っている人は多いかもしれません。しかし、1人でいても心が通う人がいれば、心が温かくなって孤独を感じることはありません。誰とも心がつながっていないことこそが孤独なのだと理解すべきではないでしょうか。

「1人でいることがよくない」というのは周囲の判断です。それまで独居で自由な生活をしている人のうち、自由を制限される病院や施設を好む人はほとんどいません。そもそも、監視をされたくないから1人でいる人も多いのです。飲酒や喫煙など好きなことができないのは病気だからではなく、制限・管理されるからなのです。

本人が住み慣れた家で暮らしたいと願ったら、独居だからこそ、その人らしさや生きざまを奪わないケアができる、本人の願いをかなえられる。そんな日本にしたいと思っています。

皆さん、一緒に頑張りましょう。

●引用・参考文献
1) 厚生労働省：2019年 国民生活基礎調査の概況，I 世帯数と世帯人員の状況，https://www.mhlw.go.jp/toukei/saikin/hw/k-tyosa/k-tyosa19/dl/02.pdf［2021.9.7確認］

●医療法人聖徳会
小笠原内科・岐阜在宅ケアクリニック
〒500-8455
岐阜県岐阜市加納栄町通 5-12
TEL 058-273-5250
https://ogasawaraclinic.or.jp/

*2 日本在宅ホスピス協会では THP（トータルヘルスプランナー）を認定している　https://n-hha.com/thp/

〈報告 1〉
本人の望む場所、望む生き方を支える

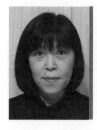

株式会社ラピオン 代表取締役
ラピオンナースステーション 統括所長
訪問看護認定看護師／認定看護管理者

柴田 三奈子
（しばた みなこ）

山口県立衛生看護学院を卒業後、12 年間の病院勤務を経て 1999 年より医療法人立の訪問看護ステーションで管理者として勤務。2009 年訪問看護認定看護師資格を取得し、同年株式会社ラピオンを設立。2017 年千葉大学大学院看護学研究科修士課程修了。認定看護管理者資格取得。

　病院から退院後の施設入所をすすめられたにもかかわらず、本人が在宅療養を望んだ事例を基に、意思決定支援とその後の看護小規模多機能型居宅介護での対応を報告いただきます。

当ステーションの概要

　株式会社ラピオンは、「利用者様の自己決定を支援し、本人およびその家族が住み慣れた自宅や希望する環境でその人らしく最期まで生活できるよう支援する」を理念とし、2009年に東京都日野市に「ラピオンナースステーション」（旧山の上ナースステーション）を開設しました。終末期にある人や医療ニーズの高い人を重点的に支援するため、24時間365日の訪問体制を確保し、年間約80人の在宅看取りを支援しています。

　現在、当ステーションの利用者は約350人で、看護師23人、理学療法士・作業療法士・言語聴覚士9人、管理栄養士1人のスタッフが訪問に当たっています。

　2018年には看護小規模多機能型居宅介護（以下：看多機）の事業所「ラピオンナーシングホーム」を併設し、老老世帯や独居世帯の高齢者で介護面の課題を抱える人たちに対しても、医療と介護の協働により、これまで以上に柔軟な対応ができるようになりました。

　当ステーションでは、利用者の意思決定支援において「人生の最終段階における医療・ケアの決定プロセスに関するガイドライン」[1] を基に、独自で作成した「意思決定支援シート・これからの道しるべシート」（図）を用い、多職種で情報を共有しながら終末期のケアに取り組んでいます。

看多機を利用し在宅生活を継続した独居高齢者のAさん

〈事例〉A さん／ 95 歳男性／肺がん・重症心不全／要介護 3

　Aさんは団地の1階に1人暮らし。心不全で在宅酸素療法を受けていたが、自宅内では自立した生活を送っていた。通院や買い物などの際は、市内に住んでいる娘の手助けを受けていた。

意思決定支援シート

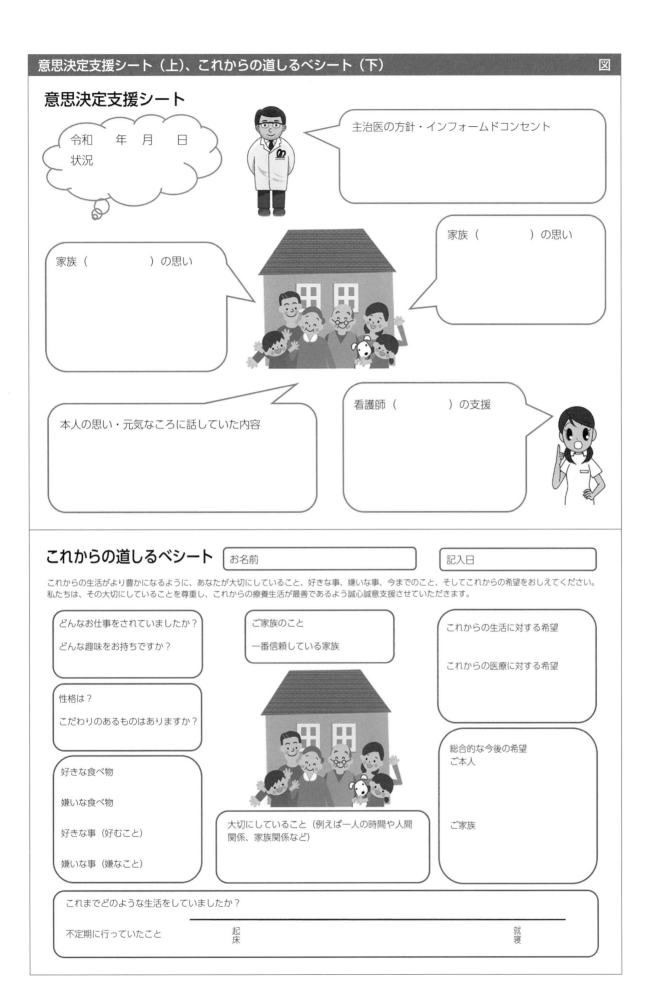

令和　　年 月　　日
状況

主治医の方針・インフォームドコンセント

家族（　　　　）の思い

家族（　　　　）の思い

看護師（　　　　）の支援

本人の思い・元気なころに話していた内容

これからの道しるべシート

お名前

記入日

これからの生活がより豊かになるように、あなたが大切にしていること、好きな事、嫌いな事、今までのこと、そしてこれからの希望をおしえてください。
私たちは、その大切にしていることを尊重し、これからの療養生活が最善であるよう誠心誠意支援させていただきます。

どんなお仕事をされていましたか？

どんな趣味をお持ちですか？

性格は？

こだわりのあるものはありますか？

好きな食べ物

嫌いな食べ物

好きな事（好むこと）

嫌いな事（嫌なこと）

ご家族のこと

一番信頼している家族

大切にしていること（例えば一人の時間や人間関係、家族関係など）

これからの生活に対する希望

これからの医療に対する希望

総合的な今後の希望
ご本人

ご家族

これまでどのような生活をしていましたか？

不定期に行っていたこと　　　　起床　　　　　　　　　　　　　　　　　就寝

第4章

〈報告1〉 本人の望む場所、望む生き方を支える

ある日、Aさんは心不全の増悪により入院した。治療が終了し退院することが決まったとき、病院の退院調整看護師から、Aさんは過去に退院2日後に状態が悪化して再入院したこと、今後は日常生活全般に介護が必要になることを理由に高齢者ケア施設の入所をすすめられたが、本人・家族とも自宅退院を希望した。

Aさんの心不全は重度であり、日常生活の負荷で容易に悪化してしまうため、当ステーションに協力の依頼が入った。

●家族との面談

Aさんの在宅生活を支援するためには、看多機での受け入れが最善ではないかと判断し、Aさんの入院中に家族と事前面談を行いました。

その面談では、①Aさんの病状、②医師からの説明内容とその理解度、③家族の意向、④Aさんの意向について確認し、退院後の生活がイメージできるように看多機の説明や訪問診療についての情報提供を行いました。

家族は、Aさんが高齢者ケア施設ではなく、できるだけ自宅で生活が送れるようにしたいとの意向でしたが、病状悪化時や最期のときを考えると在宅生活には不安があるとのことでした。

●Aさんとの面談（退院前カンファレンス）

家族との面談後、看多機の利用を前提に、退院前カンファレンスに参加しました。カンファレンスでは、病院側の医師・看護師の見解として、高齢者ケア施設への入所あるいは療養型の医療機関への転院が最善であるとの意見が出されましたが、Aさんは「延命治療はしないで最期まで自宅で過ごしたい」と、はっきりと意思表示しました。

それを受けて筆者は、Aさんが自分の病状をどのように理解しているかを確認し、これまでと同じ生活では病状悪化の可能性があることを伝えました。しかしAさんは、1人で過ごす生活は転倒や急変時の対応が遅れることも十分理解した上で、「何があっても覚悟はしている。

家に帰る」と話しました。そこで筆者は、看多機を利用しながらの生活のイメージや、訪問診療や訪問看護で医療面をサポートすること等の情報提供を行い、病院関係者にも理解してもらえるようにしました。

●日常生活の場

退院後の生活は、通い・泊まり・訪問介護・訪問看護を組み合わせ、病状の変化に応じてサービスを調整しました。支援するスタッフから見ると危険なことばかりの生活で、そのつどAさんの意向を確認しながら生活環境を整えていきました。

呼吸困難が出現してからはトイレへの移動が困難になったため、自宅にポータブルトイレを設置しましたが、Aさんは「絶対にトイレに行く」と、ポータブルトイレの使用をかたくなに拒否しました。Aさんは1人でトイレに行って呼吸困難が増強したときも「皆さんが心配してくれるのはありがたいが、私はここで死んでもいいと思っている」と言い、1人のときに亡くなる可能性があることは覚悟の上での生活でした。

ある日、Aさんの呼吸困難がさらに増強し、オピオイドを使用することになりました。その際、療養する場所を確認したところ、Aさんは「もう動けない。どこで生活しても同じ。ホームに泊めてもらいましょうか」と自らの療養場所を決め、最期を看多機で過ごしました。

Aさんの事例から考える 独居高齢者への意思決定支援

Aさんは理解力もあり、自分の希望を言葉にして伝えることができました。そのため、病状や合併症の危険などはできるだけ正確に伝えるようにし、Aさんが自分で理解した上で意思決定できるように留意しました。

独居高齢者で、なおかつ終末期である場合、

多くの医療機関では「自宅退院は無理」と判断されます。当然ながら、自宅での生活はリスクを伴い、誰もいないときに亡くなることも考えられます。在宅サービスがどの程度必要で、どの程度対応可能かということも、退院後の生活に影響を及ぼすかもしれません。

しかし、最も重要なことは、本人が危険な状況やつらい状況になる可能性を理解し、それでも自宅での生活を望んでいるという「本人の思いと覚悟」です。また、どうしてもつらくなったときにはいつでも方向転換できるよう、タイムリーに本人の希望に応じられる体制を整えておくことが必要です。

Aさんの場合も、最終的には看多機での泊まりを利用し、最期のときを迎えました。本人にとって、その時々で最善の方法が選択できるよう常にコミュニケーションをとりながら、本人の意向を確認することが日常生活における意思決定支援だと思います。

今後の課題

独居高齢者や老老介護など自宅での介護力が低いと考えられる場合、本人の意向が尊重され ずに高齢者ケア施設をすすめられることが多いのが現状です。医療者から見れば危険な状況であったとしても、本人にとっては、住み慣れた家での生活こそが大切であり、QOL向上につながるのではないかと思います。

独居高齢者に対して、正確な病状や今後起こり得る厳しい内容を伝えることができなければ、本人が覚悟して自分の生活を自分で考えることができなくなり、意思決定をするのが難しくなるのではないでしょうか。そのため、看護師には本人が自分の生活を自分で考えられるように導くアプローチが求められます。

療養する場所は、自宅でも高齢者ケア施設でも病院でもよく、そこが本人の望む場所であり、望む生き方であることが大切です。

●引用・参考文献
1) 厚生労働省：人生の最終段階における医療・ケアの決定プロセスに関するガイドライン, https://www.mhlw.go.jp/file/04-Houdouhappyou-10802000-Iseikyoku-Shidouka/0000197701.pdf ［2021.8.7確認］

●株式会社ラピオン
ラピオンナースステーション
〒 191-0041
東京都日野市南平 7-2-14
TEL 042-599-8867
http://www.lapion-jp.com/nurse-station/

〈報告2〉
本人・家族の意向の変化に柔軟な対処を

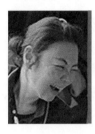

医療法人社団律昌会
さくら醫院
緩和ケア認定看護師

倉持 雅代
（くらもち まさよ）

茨城県立中央看護専門学院卒業後、社会福祉法人特別養護老人ホーム西山苑に勤務。その後同グループの西山堂病院に異動。茨城県立中央病院・地域がんセンター、浅草医師会立訪問看護ステーション等を経て、2017年より現職。

　訪問看護と訪問診療同行の経験を踏まえ、独居高齢者への意思決定支援で大切なことを、ある独居高齢者のエピソードを交えて紹介いただきます。

当診療所の概要

　さくら醫院は2017年、熱海に開院した在宅療養支援診療所です。2019年に医療法人社団律昌会さくら醫院となり、現在、在宅緩和ケア充実診療所として認定されています。

　長年緩和ケアに取り組んできた院長の下、緩和ケア認定看護師と、同認定看護師に加えてはり師・きゅう師・あん摩マッサージ指圧師および医療リンパドレナージセラピストの資格を有する看護師、リハビリスタッフ、社会福祉士が従事し、外来・在宅患者を支援しています。

　緩和ケアの強みを持つ診療所と自負していますが、診療は決してがん患者に特化しているわけではなく、地域のかかりつけ医として地域住民が住み慣れた場所で最期まで安心して過ごせるお手伝いをしています。

　今回、私は訪問看護ステーションでの勤務経験と、診療所で医師の訪問診療に同行してきた経験から、独居高齢者への意思決定支援についての取り組みを伝えたいと思います。

独居高齢者の状況

　独居高齢者といっても、まったく身寄りがない人と家族はいるけれども別世帯で暮らしている人がいます。身寄りがいない場合は本人のみの意向を確認し、それに合わせた対応を考えますが、子どもなどの別世帯の家族がいる場合は本人・家族のそれぞれの意向を確認した上ですり合わせが必要となります。血縁の遠い親族が身元引受人となっている場合は、双方の合意形成が困難となることもあります。

　在宅の場合、私が患者と出会う時期は、病気が進んで1人で受診できない・身のまわりのことが1人でできないなど、自立度が低下した状態のときがほとんどです。時には死が差し迫った時期になっていることもありますし、身体の低下だけでなく、認知機能や意思決定能力が低

下している場合も少なくありません。

訪問依頼から介入まで

ケアマネジャーや病院の医療ソーシャルワーカー等から訪問の依頼があったときにはまず、その人の病状と今後の見通し、本人への説明内容、本人の認識度を確認するとともに、家族背景についても聞いていきます。家族がいるのかいないのか、関係性はどうか、本人が信頼している人は誰なのか、本人が大事にしていることは何かなどです。また、今まで利用していた介護サービス等を確認します。

しかし、この事前情報だけを頼りにしているわけではありません。これはあくまで事前情報です。これらのことを頭の片隅に入れながら本人と会い、聞いた内容と本人の理解が合っているか、思いはどうかを確認します。

その人を知る

あくまで私見ですが、高齢で独居生活を続けている人は、自分の意思をしっかりと持っている印象があります。自分の生活にズカズカと踏み込まれることを嫌う人も多く、初めて電話をかけたり、訪問したりするときはとても緊張します。本人にとって、いきなり知らない人が来て根掘り葉掘り事情聴取され、週間スケジュールを決められることが気持ちのいいはずはありません。こちらを信用してもらうことを優先し、距離をはかりながら向き合うことを心がけています。

1人で生活している背景を知るために、本人がどこで生まれてどんなふうに生きてきたか、何が好きで何が嫌いか、そんな話を聞きながら、将来はどうしていきたいのか話を進めていきます。意思決定支援のための話し合いというより、本人の生きざまと希望を教えてもらうための会

話の繰り返しです。体を拭きながらであったり、リハビリをしながらであったり、テレビを見ながらであったり、何かをしながらの会話の中には、その人を知るためのヒントがたくさんあります。

合意形成をはかる

大事なことを決めておかなければならないときは、「もしも」「例えば」などの言葉を使いながら、本人がどうしたいかの気持ちを聞いています。そして、本人の意向を確認した上で、現実問題としてその希望がかなうかどうかを皆で話し合います。うまく思いを表出できない人の場合は、今までの本人との会話やかかわってきた人たちからの情報が鍵となります。

また、本人が自分の意思を伝えられなくなったときに備えて、代理意思決定を誰に頼むのかを確認します。代理意思決定者が決まっている場合、その人が本人の意向を理解していることが望まれますが、代理責任者としての負担感が生じないように、かかわってきた人たち皆で一緒に考えることが必要です。加えて、本人あるいは家族の意向はその時々で揺らぎ、変化するため、一度決めたことは必ず遂行すべきなのではなく、どうしてそう考えたのかの理由を傾聴し、その時点での意向の実現を考えることが大切です。

私たち支援者には、対話の力と柔軟性が求められます。進んだり戻ったりしながらの会話をとおして、気持ちの揺れ幅を小さくして、できるだけ本人にとって、代理意思決定者にとっても悔いの少ない結果を出していきたいものです。

ある独居高齢者のエピソード

だいぶ前になりますが、忘れられない独居高齢者、Aさんのエピソードを紹介します。A

さんには子どもがいましたが、本人の意思で独居をとおしてきました。あるとき、Aさんにがんが見つかり、訪問看護の依頼を受けました。Aさんにとっては他者が家に入ることはうっとうしいことでしたが、訪問看護を利用しなければ子どもが同居を求めてくるため、独居生活を続けるための妥協案でした。

Aさんは頻回の訪問を嫌がるので、私は関係が切れないように体調に応じて訪問頻度を調整しました。そうして訪問を重ねるうちに、Aさんは生活習慣や趣味、子どもたちのこと、夫を看取った経験、自分の最期のときの希望を話してくれるようになりました。訪問看護の依頼があったときの話では、本人には告知していないということでしたが、Aさんは、延命処置は行わないでほしい、点滴などの管につながれた状態にはなりたくないと語りました。

Aさんは、病状が徐々に悪化して意識レベルが落ち始めたため、子どもたちが交代で泊まり込み、家で看取る体制を整えていきました。しかし突然、Aさんが「病院へ行く」と言い出したのです。

「どうして今ごろ……」とも思いましたが、Aさんの意向を大事にしてきた家族は本人の訴えを尊重し、病院搬送を希望しました。本人の意向を大事にして看取ってもらえる場所はホスピスしかありません。以前、Aさんのことで一度だけ外来受診したことのあるホスピスの師長に連絡を入れたところ、快く受け入れてくれました。

そのときの師長の言葉は「今の状況では病院でも自宅でもできることは変わらないでしょう。でも、Aさんを大事にしてきた家族だから、本人の希望を聞けなかったとしたら後悔が残りますよね」というものでした。さらに後日、Aさんが外来受診した際に「最後は世話になるよ」

と言っていたことも、教えてくれました。

病院搬送時、私が到着したことを伝えたときのAさんの安堵した表情は忘れられません。Aさんはそのまま意識がなくなり、数日後に穏やかに旅立ちました。自宅の押し入れには最後の身支度を自分で用意してありました。

看護師の役割

看護師の役割は「診療の補助と療養上の世話」です。つまり、医療の知識を持ち、生活を見ながら支援することです。そう考えると、看護師は医療としての利益・不利益と、その人の生活や価値観に対しての利益・不利益を踏まえて、多職種間での価値観の相違に対して話し合う場を設ける役割も担うべきではないでしょうか。

人生はさまざまです。最初から自分で決めることができる人はそれほど多くありません。そこで、私たち支援者が本人の望む最期をどう実現するかを一緒に考える必要があります。

日ごろから、本人がどんなことを大事にしたいのかを尋ね、その話を聞くことを大切にしていきたいと思います。こうした話し合いは、残された人の後悔の気持ちを和らげることにもつながります。今後も、そのような支援を心がけたいと思います。

●引用・参考文献
1) 日本老年医学会：高齢者ケアの意思決定支援に関するガイドライン　人工的水分・栄養補給の導入を中心として, 2012, https://www.jpn-geriat-soc.or.jp/proposal/pdf/jgs_ahn_gl_2012.pdf［2021.8.8確認］
2) 日本老年医学会：ACP推進に関する提言, 2019, https://www.jpn-geriat-soc.or.jp/press_seminar/pdf/ACP_proposal.pdf［2021.8.8確認］

●医療法人社団律昌会
さくら醫院
〒413-0021
静岡県熱海市清水町 17-11
TEL 0557-52-3021
http://www.sakura-iin.jp

第 5 章

精神疾患を持つ人への
意思決定支援

〈解説〉意思決定支援の軸となる5つの共有
小瀬古 伸幸

〈報告1〉困難から希望への橋渡し
杉山 悠

〈解説〉
意思決定支援の軸となる 5つの共有

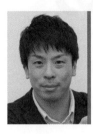

トキノ株式会社
訪問看護ステーションみのり 統括所長
精神科認定看護師

小瀬古 伸幸
（こせこ のぶゆき）

2014年訪問看護ステーションみのり入職。2016年訪問看護ステーションみのり奈良を開設し、所長として勤務。2019年より現職。2012年精神科認定看護師資格取得。WRAPファシリテーター・Family Work Practitioner。著書に『精神疾患をもつ人を、病院でない所で支援するときにまず読む本 "横綱級" 困難ケースにしないための技と型』（医学書院）。現在、月刊誌「ケアマネジャー」（中央法規）にて連載中。YouTube「TOKINOチャンネル」で支援に役立つ情報を配信中。

　精神疾患を持つ人への意思決定支援において押さえておくべきポイントとして、支援の軸となる5つの共有について事例を基に紹介し、訪問看護師に期待される役割を解説していただきます。

待ったなし？　在宅での精神疾患を持つ人への意思決定支援

　精神科領域における意思決定支援と聞いて、どのようなイメージを浮かべるでしょうか。「精神症状が強く表れたら意思決定支援どころではない」「本人の "こうしたい" という意思があったとしても表出されにくい」「気分の波によって本当の意思が反映されにくい」など、一筋縄ではいかないという印象を持たれるのではないでしょうか。

　例えば、内服中断により症状が再燃した統合失調症を持つ利用者から、「世界の秘密組織に狙われている。外に出ると攻撃されるので家から一歩も出られない。だから病院にも行けません」という表出があったとします。意思決定支援を軸とするならば、秘密組織を回避しながら病院に行く方法を一緒に考えたり、内服中断した理由を確認したりといった双方向の対話を持ち、できる限り本人の意思決定を尊重しようと模索します。時間の猶予があればそれはそれで問題ありませんが、自傷他害の恐れや医療および保護が必要な切迫した状況だとどうなるでしょうか。本人の生命を守るために、精神保健福祉法の適応となり、同意のないまま治療が開始されるでしょう。そうした状況を考えると、たとえ症状が再燃したとしても、本人の意思が反映されたケアや治療に結びつくように事前の意思決定支援が実施されなければなりません。つまり、日ごろのケアを通じて事前の準備をしておく必要があるということです。

　本稿では、その意思決定支援の軸について事例をとおして解説します。

軸となる5つの共有

　意思決定支援を進めていくために意識することとして、私がスタンダードだと考えている5

つの共有すべき点について紹介します。

① 「希望」を共有

　本人から表出される「どんな生活、どんな人生を送りたいのか」「人生において大切にしていること」「かなえたいこと」「望み」に焦点を当て、その内容を応援するというスタンスを持ちながら、ケアを組み立てます。

　希望は具体的であればあるほどいいのですが、いきなり言葉にできる人は少ないでしょう。そのため、まずは「入院せずに生活したい」「元気で健康に生活したい」など、ざっくりとした内容から聞きとり、それを起点に対話を深めていきます。以下に事例を通じて、希望が明確にならない対話例とそれが明確になる対話例を対比して示します。

〈事例〉Ａさん／30代男性／統合失調症。デイケア通所中。週１回の訪問看護。

[希望が明確にならない対話例] ──────

看護師：Ａさんの望む生活を教えてくれませんか。

Ａさん：元気で健康に生活したい。

看護師：元気で健康にというのは、今のような生活ですかね。（→やや一方的で決めつけた質問）

Ａさん：はい。そうですね。

看護師：ということは、きちんと通院して、薬を飲んで症状をコントロールしていくということですね。（→主に看護師の価値観が反映）

Ａさん：うーん。まぁ、そんなところです。

看護師：わかりました。治療を中断すると症状が悪化しますからね。よい希望だと思いますよ。そうしましたら、Ａさんの希望は「治療中断せずに症状をコントロールしていきたい」ということでよろしいでしょうか。（→医療の視点に限定された希望）

Ａさん：はい。まぁ、そんなところで大丈夫です。

[希望が明確になる対話例] ──────

看護師：Ａさんの望む生活を教えてくれませんか。

Ａさん：元気で健康に生活したい。

看護師：具体的には、どういう生活ですか？（→具体化する質問）

Ａさん：笑顔があるというか、落ち込みのない生活ですね。

看護師：なるほど。ちなみにＡさんにとって、そういう生活をしているときは、どんな自分だと思いますか。（→望む生活をしているときの状態像を共有）

Ａさん：自分の思いを押し黙らずに相手に伝える。それが自分を大切にすることにもなるし、相手に気を遣い過ぎることもなくなりますね。なので、笑顔も増えるという感じです。

看護師：なるほど。自分を大切にする行動として、思いを押し黙らずに伝えるということですね。（→理解の確認）

Ａさん：そうですね。そういう自分でいられると楽ですね。

看護師：ということは、Ａさんにとっての元気で健康に生活をしたいという希望は、「自分を大切にする生き方をしたい」という感じでしょうか。（→希望を明確化）

Ａさん：そうですね。自分を大切にする生き方がしたいですね。（→「Ａさんの希望：元気で健康に生活をしたい＝自分を大切にする生き方」が明確になった）

② 「元気の道具箱」を共有

　普段、あまり意識しない「いい感じの自分」とはどのような自分なのかを共有し、また、それを維持するための方法も確認します。

　人は、元気でいる工夫、いい気分でいるための方法、健康のためにしなければならないことなど「自分に使える道具」を持っています。それは行動であったり、物であったり、場所であったりします。これらをまとめて「元気の道具箱」とし、ありとあらゆる方法をリスト化しておきます。

〈「元気の道具箱」の例〉

仕事に遅れないように朝7時に起きる、弁当をつくる、健康的な1日3回の食事とスナックを食べる、最低1日30分運動する、外の光を浴びる、薬を飲む、最低1日20分リラックスする時間をつくる、週に1回は友人と電話する、日記を書く、元気の出ることを想像する、休暇の計画を立てる、熱いお風呂に入る、8時間以上の睡眠をとる

③「調子が悪くなるときのきっかけと前兆」を共有

調子が悪くなるときのきっかけとして、どのようなことがあるのかを共有します。そのきっかけが生じたときに、前兆も表れやすくなります。

〈きっかけの例〉

職場でミスや失敗、同僚との人間関係のこじれ、自分にとってきつい仕事、喪失やトラウマの周年日、悲惨なニュース、忙しくて休みがとれない日が続くこと、家族とのけんか、金欠状態、騒音、見捨てられたと感じること、罪の自覚、批判・悪口を言われること、1人で過ごす時間が多過ぎること、からかわれること

〈前兆の例〉

物忘れがひどくなる、不安が高まる、物事を楽しめない、やる気が出ない、動きが鈍くなる、しゃべる速度が速くなる、リスト化した「元気の道具箱」をやらなくなる、無関心になる、他人を避ける、ある事柄に強くこだわる、イライラや否定的になる、タバコを吸う量が増える、約束を守らなくなる、衝動的にお金を使う、絶望感にさいなまれる、現実的でない思考のパターンが始まる

④「段階に応じた行動プラン」を共有

③のきっかけや前兆に対して、「このように対処するとやり過ごせる」ということを共有します。ポイントは「段階に応じた」という点です。Aさんの事例を基に解説します。

ある日、Aさんはデイケアのセッション内でメンバーと口論になり、その日を境にデイケアを休みがちになりました。Aさんに思いを聞いたところ、「口論になったメンバーの顔を見るとイライラする」と話します。週に何日かはデイケアに顔を出すのですが、セッションには参加せずに帰ります。この状況を、「きっかけ」「前兆」「対処」から整理すると次のようになります。

きっかけ：セッション内でのメンバーとの口論

前兆：口論になったメンバーの顔を見るとイライラする

対処：デイケアのセッションへの参加を避ける

Aさんは「デイケアのセッションへの参加を避ける」という対処をしていますが、本質的な問題解決には至っておらず、支援者側としては「なんだかうまくいっていないのではないか」と感じるのではないでしょうか。ここで、「段階に応じたプラン」という視点が必要になります。

Aさんの対処は、自分を守るための行動として短期的な効果は期待できるかもしれません。しかし、時間が経過した現段階ではどうでしょう。「メンバーの顔を見るとイライラする」という前兆は残ったままです。つまり、短期的には効果があったとしても、中・長期的な視点に立つと問題は解消されないことがわかると思います。

では、どうしたらいいのでしょうか。まず、①で共有した「希望」の内容を振り返りましょう。Aさんは自分を大切にする行動として「自

分の思いを押し黙らずに相手に伝える」と話しています。この希望にベクトルを向けた行動を具体化していきます。

〈対話例〉

看護師：Aさんは、口論となったメンバーさんの顔を見るとイライラするのでセッションに参加せずに距離を置いていると思うのですが、やってみてどうですか。（→対処の効果を確認）

Aさん：うーん。やっぱり自分ばかり我慢しているようで、つらいですね。

看護師：なるほど。距離を置く努力はしているけれど、つらいのですね。（→共感）

Aさん：そうですね。今はデイケアを休むこともあります。

看護師：休むこともあるのですね。ということは、つらさが徐々に増しているのでしょうか？（→前兆の程度を明確化）

Aさん：はい。なんだか足が遠のくというか……。

看護師：以前、共有した「希望」に方策のヒントがあるかもしれないので、一緒に確認したいのですがいかがですか。

Aさん：はい。これですよね。（「希望」を記した用紙を持ってくる）

看護師：ここには「希望：元気で健康に生活をしたい＝自分を大切にする生き方」と書いていますね。これは、どういった意味で書いたのでしょうか。

Aさん：普段の自分は笑顔が多いのですが、自分の思いを押し黙って相手に気遣いをしてしまうときは笑顔がなくなっていきます。相手に自分の思いを伝えることは、自分を大切にする行動という意味です。

看護師：そうでしたね。では、今回、口論となったメンバーさんとのことで何かされていることはありますか。（→対処の段階を明確化）

Aさん：そうですね。本人とは顔を合わせることを避けているのですが……。そういえば一度、

ほかのメンバーやスタッフに相談したことはありました。

看護師：そのときは、どのような話になりましたか。

Aさん：デイケアで週1回、気になることを話し合うミーティングがあるのです。そのミーティングのテーマとして出してもいいのではないかと言われました。でも、どのようにテーマとして出せばいいのかわからなくて。そのまま時間がたったという感じです。

看護師：そうだったのですね。今もその気持ちは変わらないでしょうか。

Aさん：うーん。自分の希望を振り返って、押し黙るままでは何も変わらないなと思いました。自分を大切にしたいので、一度、どのようなテーマにしたらいいのか考えてみます。

看護師：（うなずきながら）1人で難しいときは、どういうサポートが得られそうですか。（→行動プランが遂行できる可能性を挙げる）

Aさん：ほかのメンバーやデイケアのスタッフに一緒に考えてほしいとお願いしようと思います。

看護師：それはよい案ですね。わかりました。

⑤「信頼できる相手に委ねておくプラン」を共有

　最後のプランは、本人の状態の悪化により大切なことを自分で決められなくなったときのための準備です。これは「危機状態のときのプラン」という意味で、「クライシスプラン」と呼ばれることもあります。

　このプランは自分が持っておくだけではなく、信頼できる人（家族・友人など）に渡しておきます。それにより、症状が再燃し自己判断できなくなったときにも、他者を通じて自分の「やってほしいこと」「やってほしくないこと」の意思を示すことができます。なお、これには決まったフォーマットがあるわけではありませんが、その例を示しておきます（表）。お願いしたい人が複数いる場合は、相手ごとに作成するとよ

082ページ

「信頼できる相手に委ねておくプラン」の例	表
危機状態のサイン	・大声を出す ・物を壊す
誰にお願いしたいか	名前：母 連絡先：○○-○○-○○
対処プラン	〈お願いしたい内容〉 　・理由を聞いてください 　・私の話をさえぎらずに最後まで聞いてください 　・○○病院の○○先生に電話をして相談してください 　・入院するなら○○病院でお願いします 　・もし薬が必要なときは、以前、効果のあった○○という薬剤をお願いしてください 　　逆に○○という薬剤は、副作用が強かったので使わないでください 〈やってほしくない内容（逆効果）〉 　・頭ごなしに否定しないでください 　・強制しないでください

いでしょう。

⑥内容の見直し時期を設定

　時間の経過によって状況や背景は変わりますので、当然ながら意思の変更はあり得ます。①〜⑤は一度の共有で終了というものではなく、適宜、見直していくことが必要になります。そのための仕組みとして、定期的に内容を見直す時期を本人と一緒に設定します。見直しを積み重ねることで、本人の意思がより反映された内容にアップデートされていくでしょう。

意思決定支援とは、行き違いを減らす準備

　まとめとして、本特集のテーマと、本稿の内容がどう関連するのかについて述べます。

　私見になりますが、精神疾患を持つ人への意思決定支援とは、「行き違いを減らす準備」と考えています。つまり、何か意思決定しなくてはいけない場面でその支援を実施するというよりも、普段のケアを通じて行き違いを減らすための対話が必要になるということです。それがないままアドバンス・ケア・プランニング（ACP）を実施しようとしても思いの表出は限られ、支援者側の「意思決定能力がない」「意思決定ができない」といった誤判断につながり

やすくなります。そうならないためにも「行き違いを減らす準備」という視点を持ち、本稿を参考に日々のケアに取り組んでいただけたら、利用者が人生の最終段階を突如迎えたとしても、真の意思が反映された意思決定支援を遂行できるのではないかと考えます。

●トキノ株式会社
　訪問看護ステーションみのり
　〒571-0030
　大阪府門真市末広町36-10
　アドラブール古川橋ウエスト101
　TEL 06-6916-9700
　http://tokino.jp

〈報告1〉
困難から希望への橋渡し

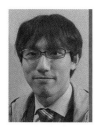

株式会社 Neighborhood Project
訪問看護ステーション KAZOC
精神看護専門看護師

杉山 悠
（すぎやま ゆう）

2010年福井大学医学部看護学科を卒業後、金沢医科大学病院に看護師として勤務。2017年金沢医科大学大学院看護学研究科を修了後、現職。2019年精神看護専門看護師資格取得。趣味はアロマと寺社仏閣めぐり、猫が大好き。

　精神科に特化した訪問看護ステーションでの実践の中で、人の心と向き合う意思決定支援で大切にしていることを挙げ、支援者の役割として困難の先にある患者の生き方や希望への橋渡しのあり方について紹介していただきます。

人の心と向き合う意思決定支援

　私は、東京都練馬区にある精神科に特化した訪問看護ステーションに勤務し、心の傷つきや困り事に寄り添うケアを実践しています。病院勤務時代には、知識や経験を積むことで医療の専門性を深めることができましたが、患者自身の生き方や希望といった "その先" の世界には、手が届いていない感覚がありました。しかし、地域には、照明といっても蛍光灯もありLEDもあるというように、その人らしい生活感が感じられる多様性が、当たり前に存在しています。もともと誰かの「困り事」を解決する力になりたいとの思いから医療の道を志したこともあり、本人と協働するプロセスにはとてもやりがいを感じています。

　人はそれぞれさまざまな立場や状況にあり、親友であっても思いの異なる場面はよくあります。ただ、その思いを心の奥に閉まったまま付き合うのでは、親友とは呼べないのかもしれません。人の関係性はそれぞれ合わせ鏡のようで、出会いの数だけたくさんの自分とも向き合っているように感じます。相手の "その先" の世界については、考えてみたところで想像でしかなく、どのような結果に至るのかもわかりません。つまるところ本人の体の状態や心の声で選択し、先へ進むしかないと私は思います。つまり、意思決定支援では、まずは手の届く範囲の人たちで思いを語り合い、ともに悩み考えていくことが一番大切ではないかと考えています。

●心をケガすること

　自分の力では対処できないようなことや、とてもつらく恐怖を伴う出来事を体験したときには、心も大きな傷を負います。この傷は目には見えず、また、人や世の中への不信や、「誰も自分のことを理解してくれない」との思いがあると気が塞ぐことがあります。こうしたときほど孤独に陥りやすく、自分の気持ちを無視した

り押し殺したりしてしまう場合もよくあります。そのため、目の前の支援を必要としている人が、もしかしたら"心の傷"を持っているかもしれないと考え、かかわりを丁寧に紡ぐことが大切だと考えます。心の支援では、まずは本人の体の状態や心の声に素直に耳を傾け「何を伝えようとしているのか」を一緒に考えてみること[1]、そして言葉で表現できるようにその人を支え勇気づけることが重要です。

心の手当てを始める第一歩は、相手と自分が身体的・心理的・社会的に安心や安全を感じていることだと考えています。私は心の傷つきを抱えた人とのかかわりから、人間には他者に気持ちや言葉を受け止めてほしい思いがあることを知りました。そのためには、相手や周囲との信頼関係を深め、人との出会いや交流を広げていくことが大切です。さらに支援者のあり方の基本として、支援内容をわかりやすく、丁寧に説明し、目に見える形で対応していくことが求められます。すべての人が対等な意思決定を共有し、共通の目標に向けて協働し合うためには、お互いが安心・安全と感じられる関係性にあることが不可欠です。全体の意見表明と選択が尊重されるように、誰かを置き去りにしたりその声を閉ざしたりすることなく、何気ない雑談や会話の時間を持つことが大切だと考えます。

● 選択すること

日本人の長所として「気が利く」「思いやりがある」といった、「おもてなし」にもつながる心根がいわれています。古来より「以心伝心」「あうんの呼吸」といった言葉もありますが、よく見ていると人の思いに振り回され、周りをうかがいすぎて自分を見失っている人も多いように感じます。私自身、日常で選択に迷う場面は少なくありません。例えば、友人と外食に出かけた際、豊富なメニューの中から1つを選び、トッピングや提供の順番までの細かい希望を確認されると、ついつい人の視線や意見を気にし

て迷って疲れてしまいます。食べたいものが決まっていたり、何度も足を運んでいる店ならば自信を持った選択ができるかもしれません。けれども、疲れて元気がないときには食べたい食事を考えること自体をおっくうに感じるときがあります。そんなときには「本日のオススメ」のようなメニューがあると、ホッとして気軽に注文できるというのはよくあることです。

医療の臨床や研究も日々進歩しており、現代ではさまざまな選択肢があふれています。しかし、社会にはリスクや不安ばかりが目立ち、自分の選択に自信が持てないことも少なくありません。そこで、どれか1つに選択肢を絞るのではなく、複数の選択肢がまとめて機能するような橋渡しをすることが、意思決定支援には重要ではないでしょうか。

例えば、病院と自宅では環境が異なり、どういう現場やどういう相手、どのような支援体制によって療養が可能なのかもそれぞれ違います。「医療従事者としての私たちの責任は、人を人として扱うこと」[2]です。自分の希望をかなえたい人、家族の思いを大切にしたい人など、その人にとっての選択の意味を一緒に考えること、そして、私たちのかかわりがどのようにその人の治療・健康・幸福を構成するのか、それをその人自身の言葉として紡ぎ出す手助けをすることが求められます。

● 立ち止まること

意思決定支援で気をつけなければならないのは、その場の"勢い"に流されてしまうことです。例えば、車はアクセルよりもブレーキの踏み方のほうが重要だといわれています。また、スポーツは無理をしてケガをする前に休む決断をすることも大切でしょう。しかし、支援をしていると、支援者として相手の役に立ちたいという思いから立ち止まるのを忘れてしまうことがあります。もちろん、勢いはよくも悪くも使い方次第です。けれども、決定したことに勢い

がついてしまうとそれに流されて本人の気持ちが置き去りになったり、誰の意思なのかわからなくなったりすることもあります。特に機械的に意思決定がなされているときほど勢いが生じやすいと思います。助言や提案もやり過ぎるとおせっかいになり、だからこそ私は「立ち止まること」を大事にしたいと考えています。

何かをする以上に、意識的に選択を留めることのほうがエネルギーを必要とすると感じます。多くの人が「秘密」を守ることに苦慮するのも、同じような事情だと思います。待つことや見守ることの大切さは教育や福祉など医療以外にも通じることで、苦しみをわかってくれる、見ていてくれる人がいることが、その苦しみに耐える力になります[3]。関係性を切ってしまう（放置する）のではなく、関係性を保ちながら見守る（継続する）ことはとても難しいのだと思います。そのためには支援者が「する」と「しない」の二者択一で考えるのではなく、今感じたものや考えている内容を思いとして表出してみること、人の気持ちは絶えず変化していることを忘れず、ときには選択や行動をいったん脇に置いてそれぞれの思いを語り合うだけの場を持つことも必要だと考えます。

進む勇気を与える
「人とのつながり」

現代社会は困難や予期せぬトラブルにあふれ、前を向くのがつらく苦しいことも多くあります。また、困難の激流を渡ろうとすると勢いに飲み込まれたりおぼれたりしてしまう場合もあり、乗り越えるのは容易ではありません。そのようなとき、進む勇気を支えてくれるのは「人とのつながり」です。

支援とは、その人が向き合って対峙している困難な状況に橋を架け、先に進むためのお手伝いをすることだと思います。橋を架けるには、

今までにない別の視点・新しい発見が助けになります。そうした力を与えるのも、本来的な医療の役割ではないでしょうか。患者・利用者の"その先"の世界とは、希望や可能性に満ちあふれているものだと信じています。

●引用・参考文献
1) 稲葉俊郎：いのちを呼びさますもの　ひとのこころとからだ，アノニマ・スタジオ，p.162-166，2018.
2) アトゥール・ガワンデ：死すべき定め　死にゆく人に何ができるか，原井宏明訳，みすず書房，p.186，2016.
3) 帚木蓬生：ネガティブ・ケイパビリティ　答えの出ない事態に耐える力，朝日新聞出版，p.78-89，2017.

●株式会社 Neighborhood Project
訪問看護ステーション KAZOC
〒178-0062
東京都練馬区大泉町 2-52-20
TEL 03-5935-4944
https://kazoc.jp/

看護実践にいかす
エンド・オブ・ライフケア

第2版

長江弘子 編

（編集）
長江弘子
Nagae Hiroko

第2版

看護実践にいかす
エンド・オブ・
ライフケア

日本看護協会出版会

「その人の生きる」をささえる
外来・入退院支援や在宅療養から、地域づくりへ

看護実践の視点からまとめた好評書、**待望の改訂版**。
◎実践の基礎となる「理論」を充実、「実践事例」は追加・見直し
　を行いました。
◎がんや、呼吸器疾患・心不全・腎不全・認知症等の慢性疾患など、「病
　いとともに生きる人・子ども」の病状経過を軸に、そして「老いと
　ともに生きる高齢者」の看取りを軸に、その人の意思表明支援と
　その実現にむけたエンド・オブ・ライフケアの実践例を示しました。

定価 **2,750**円（本体2,500円＋税10%）
B5判／**272**頁
ISBN 978-4-8180-2120-4

ご注文に関するお問い合わせは▶▶▶コールセンターまで
Tel. **0436-23-3271** Fax **0436-23-3272**
ホームページ▶▶▶https://www.jnapc.co.jp
日本看護協会出版会

第6章

資料

〈資料1〉
人生会議を始めよう!

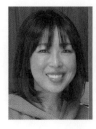

株式会社 Old-Rookie
快護相談所和び・咲び 副所長
主任介護支援専門員

大城 京子
（おおしろ きょうこ）

2000年愛知総合看護福祉専門学校卒業後、介護老人保健施設ルミナス大府入職。2018年より現職。日本エンドオブライフケア学会の意思表明委員会委員。ACPファシリテーター。

　ACPの普及活動を行うケアマネジャーの大城京子さんに、人生会議について概観した上で、人生会議を始めるタイミング、人生会議を進める上での具体的な会話例などを紹介いただきます。

人生会議とは何か

　皆さんは、「人生会議」という言葉を聞いたことはありますか。これは、アドバンス・ケア・プランニング（ACP）の愛称です。日本老年医学会の「ACP推進に関する提言」では、「ACPは将来の医療・ケアについて、本人を人として尊重した意思決定の実現を支援するプロセスである」[1] と示しています。また、厚生労働省のウェブサイトには、「人生会議とは、もしものときのために、あなたが望む医療やケアについて前もって考え、家族等や医療・ケアチームと繰り返し話し合い、共有する取組のこと」[2] と記載されています。

在宅で人生会議を始めるタイミング

●人生会議を始める準備

　私はケアマネジャーとして、日々、在宅生活を送る利用者にかかわっています。在宅生活を支える職種はたくさんありますが、その中でも訪問看護師の役割はとても大きいと感じています。なぜなら、訪問看護師は日ごろの体調・病状の管理、生活状況・食生活などの把握、家族への相談支援から、緊急時の対応まで幅広く利用者の生活にかかわっているからです。

　また、訪問看護師は日々の基本ケアに加え、人生会議に関するファシリテーターの役割も担っています。人生会議は、利用者の日常生活の中で「はい、人生会議を始めましょう。よろしくお願いします」「あなたのACPはどうですか」と突然始めるものではありません。将来の医療・ケアについて本人を人として尊重した意思決定の実現を支援するプロセスのことなので、まず、"その人"についてさまざまなことを理解する必要があります。具体的には、その人が抱える不安

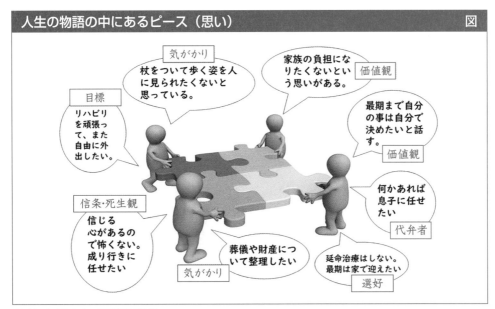

人生の物語の中にあるピース（思い）　図

目標
リハビリ
を頑張っ
て、また
自由に外
出したい。

気がかり
杖をついて歩く姿を人
に見られたくないと
思っている。

家族の負担にな
りたくないとい
う思いがある。
価値観

最期まで自分
の事は自分で
決めたいと話
す。
価値観

信条・死生観
信じる
心があるの
で怖くない。
成り行きに
任せたい

気がかり
葬儀や財産につ
いて整理したい

延命治療はしない。
最期は家で迎えたい
選好

何かあれば
息子に任せ
たい
代弁者

〈出典〉大城京子氏・西川満則氏提供

や気がかり、大切にしたいこと、価値観、目標、譲れないことや、どのような人生を送ってきたのかを知るために人生の物語をうかがいます。人生会議は会議ではなく、人生の物語の中にある思いのかけら（ピース）を日常的に集めることです。ピースをしっかりキャッチしながら日々をつないでいくこと、また、大事が起きたときにほかの医療職や介護職と共有することで、本人が望む医療・ケアを選択しやすくなります（図）。

●人生会議を始めるタイミング

　人生会議には「このタイミングで」と決められたものはありませんが、①状態が比較的安定しているとき、②判断が差し迫ってはいないとき、③手術や入院など大きなイベントを乗り越えたとき、が始めるのによいタイミングといわれています。当然ですが、本人の状態（生活環境・病状など）に大きな変化がないときが望ましいですし（①）、一方で治療の選択など命にかかわる判断を迫られている状況下では、人生会議どころではありません（②）。急性増悪や骨折等を乗り越え体調が落ち着いたときや、病状が悪化した実感があり気持ちが落ち着いているときは、人生会議を持ちかけるよいタイミングだと思います（③）。

　また、本人との会話の中で「体調がよくならない」「いつ死んでもいい」など、将来についての不安や不平不満が出てきたときも人生会議を始めるよい機会です。本人の話や気持ちをしっかりと聞き、本人のよき理解者になれるように努め、今後のことについて話を向け、本人の希望が聞けたときにはそれらを本人の意向として受け止めた旨を伝えるとよいでしょう。

人生会議での具体的な会話例

●「もしものときのこと」について尋ねる

　私たちが人生会議の適切なタイミングだと感じたら、これからどんなことを話し合いたいかを説明し、本人の了承を得ます。「もしものときのことについて、これから一緒に話し合いをしていきたいと思うのですが、よろしいですか」と尋ねるのがよいでしょう。もし、本人から「嫌だ」という返事や反応が返ってきたら、それ以上無理強いするのはやめましょう。一方、「いいですよ」と了承が得られたら、次は「経験」について尋ねます。

　ここでは「もしものときのことを考えて、おうかがいするのですが……」と切り出し、「もし、

前と同じような状況になったらと考えたことがありますか」あるいは「病気で自分の身の回りのことが自分でできなくなってしまうと考えたことがありますか」と尋ねます。この質問には、2パターンの答えが想定されます。

1つ目は、「ありません」という答えです。その場合は、「考えたことがない」もしくは「話したくない」という返事と受け止め、そこで終了します。ただ、人生会議は、「もしものとき」について話をしていくものです。ですから「ありません」と言った人にも、タイミングを見計って話し合いを始める働きかけをしていくようにします。「そんな縁起でもないことを言わないでほしい。考えたことないし。でも、痛いのとか苦しいのは嫌」などと言われた場合、これは立派な本人の意思表示と捉えることができます。緩和ケアを重視していると解釈できるからです。

2つ目は、「考えたことがあります」という答えです。その場合は、「もしよろしければ、詳しく教えてもらえませんか」と質問を続け、具体的な内容を教えてもらいましょう。そうすることで、例えば「延命治療はしないでほしい」という医療の選好や、「最期まで家にいたい」など生活の場の選好を聞くことができます。その際は、「なぜ、そのように思うのですか」と理由を聞くことも忘れないようにしましょう。

●代理意思決定者について尋ねる

さらに話が続けられそうであれば、「もしも自分で意思表明できなくなったら、誰に任せたいですか」と尋ねます。もし決めている人がいれば、その人が代理意思決定者となります。次に、「その人はあなたが任せたいと思っている気持ちがあることを知っていますか」と問いかけます。また、代理意思決定者として指名されている人がそのことを知っているかも確認し、実際にそうであれば「具体的にお話ししたことはありますか」と続けてもよいでしょう。

そして、本人との会話の最後には「今日は、大切なことを教えていただきありがとうございます。今後に備えてほかのスタッフとも共有してもいいですか」と確認します。

人生会議における会話で注意したいのは、そのことが相手の心を動揺させてしまい得る行為であり、「心への侵襲度」が高いということです。必要以上に踏み込まず、相手の心情や表情に気を遣いながら行いましょう[3]。

人生会議に関する書籍やセミナー

●書籍：「ACP入門 人生会議の始め方ガイド」

ACPとは何か、どうすればACPを実践できるのかをわかりやすく、かつ楽しく解説しています。医療・介護現場でよくある事例を取り上げ、ACPの進め方を会話形式で紹介しています[3]。

●セミナー：ACPiece研修会

本人の生活の場ですぐに実践に生かせるようロールプレイを重視したオンライン研修会です。特にACPの知識がなくても理解できるように簡単な言葉を用い、生活現場の感性を生かしてつくられたプログラムです[4]。

＊

人生会議では概論も大切ですが、何よりも各論、コミュニケーションや実践が重要です。さあ、皆さんも人生会議を始めましょう。

●引用・参考文献
1) 日本老年医学会：ACPに推進に関する提言，p.2，2019，https://www.jpn-geriat-soc.or.jp/press_seminar/pdf/ACP_proposal.pdf［2021.7.23確認］
2) 厚生労働省：「人生会議」してみませんか，https://www.mhlw.go.jp/stf/newpage_02783.html［2021.7.23確認］
3) 西川満則，大城京子：ACP入門 人生会議の始め方ガイド，日経BP，2020.
4) 大城京子，西川満則：アドバンス・ケア・プランニング（ACP）と人生会議，PIECE学習会，http://plaza.umin.ac.jp/~acp-piece/piece.html［2021.7.23確認］

●株式会社Old-Rookie
快護相談所和び・咲び
〒478-0054
愛知県知多市つつじが丘3-11-25
TEL：0562-74-0790
https://old-rookie.net/

〈資料2〉
心肺蘇生を望まない傷病者への救急搬送対応

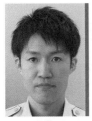

東京消防庁救急部救急管理課

鈴木 翔平
（すずき しょうへい）

東北大学医学部保健学科を卒業後、東京消防庁に勤務。消防署の救急隊として現場活動に従事。その後、東京消防庁救急部救急管理課に配属され、本運用の担当となる。

　東京消防庁（稲城市、島しょを除く東京都）では2019年12月より、心肺蘇生を望まない傷病者への対応について新たな運用を開始しています。運用担当の鈴木翔平さんに、運用を見直した背景、検討経緯や新たな運用ルールの実際などについての紹介とともに、今後を展望していただきます。なお、本稿は小誌2020年10月号の記事に一部加筆・修正し掲載しています。

運用ルールを見直した背景

　東京消防庁では、年間80万件を超える救急要請に対応しており、70万人以上を搬送しています。搬送人員の半数以上は65歳以上の高齢者ですが、超高齢社会の進展などにより、その割合は年々増加しています。

　高齢者の救急活動を取り巻く課題として、心肺停止状態にある傷病者を前に、傷病者本人が心肺蘇生の実施を望まない意思を有していたと家族等から伝えられ、救急隊が「救命の使命」と「傷病者の意思」との間で対応に苦慮するこ

とがあります。

　これまでは、人生の最終段階にある傷病者が家族やかかりつけ医などとアドバンス・ケア・プランニング（ACP）を行い、「自分が心肺停止になったときには、心肺蘇生を実施せずに自宅で看取ってほしい」という意思を固めていたとしても、慌てた家族等から救急要請があった場合には、傷病者の望まない対応（心肺蘇生を実施して医療機関に搬送）をとらざるを得ませんでした。

　東京消防庁では、こうした背景を踏まえ、「医療倫理の四原則」の1つである「自律尊重」に基づき、可能な限り傷病者の意思を尊重できるよう、新たな運用ルールの検討を行いました。

検討経緯

　第33期東京消防庁救急業務懇話会[1]に対し、「心肺蘇生を望まない傷病者への対応」等について諮問し、2019年2月に答申が示されました。

---

[1] 医師、有識者、報道関係者等で構成された消防総監の諮問機関

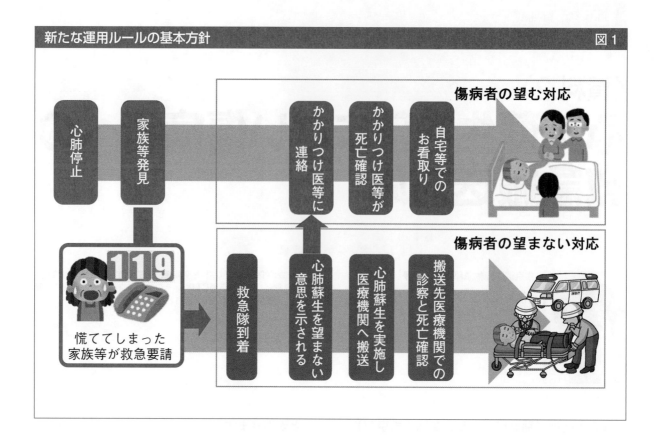

その後、具現化に向けて、救急業務等管理委員会[2]において審議を重ね、検討結果について東京都メディカルコントロール協議会[3]における承認を得て、2019年12月16日より運用を開始することになりました。

基本方針

新たな運用ルールは「救急隊員が死生観に関する重大な場面を采配する」ものではありません。このルールは、傷病者や家族、かかりつけ医等があらかじめ話し合い、決められていた傷病者の意思（心肺停止状態になったら、かかりつけ医等に連絡し、心肺蘇生を実施せずに自宅で看取ってほしい）に反して、家族等が慌てて救急要請してしまった場合、救急隊が介在する前の体制に戻す手助けをするものです（図1）。

---

*2 東京消防庁の規程に基づき、救急業務等に係る重要事項を審議するため救急部長が設置する委員会
*3 医学的観点から救急隊員が行う応急処置等の質を担保するために設置される東京都知事の附属機関

運用の概要と流れ

救急隊は心肺停止状態を確認した場合、速やかに心肺蘇生を開始します。心肺蘇生の実施と並行した情報聴取の中で、家族等から書面または口頭により、傷病者本人に「心肺蘇生の実施を望まない意思」があることを示された場合は、かかりつけ医等に連絡し、本人の意思に基づいて心肺蘇生を中止し、医療機関に搬送することなく「かかりつけ医等」または「家族等」に引き継ぐこととしました。

①対象者

すべての心肺停止傷病者が対象となるわけではなく、次の要件をすべて満たす場合に限ります。
・ACPが行われている成人で心肺停止状態にあること：未成年や心肺停止前の傷病者は含まれません。また、救急活動中に心肺停止となった場合も含まれますが、救急隊は心肺停止を予見した意思確認などは行いません

心肺蘇生の中止・不搬送（家族等引継ぎ）同意書

傷病者 氏名等	（フリガナ） 氏　名		生年 月日	年　　月　　日 （　　歳）
	住所	電話番号　　　（　　　　）		

≪救急隊確認項目≫

心肺蘇生の中止について

□ 傷病者は人生の最終段階において心肺蘇生の実施を望まないとの意思を持っている。

□ かかりつけ医等（かかりつけ医及びかかりつけ医と連携している医師。以下同じ。）は傷病者の意思と現在の症状とが合致していることを確認している。

□ かかりつけ医等は心肺蘇生の中止を指示している。

医師氏名　　　　　　　　　医療機関名　　　　　　　　電話番号

[　　　　　　　　][　　　　　　　　　　][　　　　　　　　　　]

不搬送（家族等引継ぎ）について

□ かかりつけ医等は救急隊に対して家族等に引き継いで引き揚げるよう指示をしている。

□ 家族等は、かかりつけ医等が到着するまで待つことができる。

≪家族等記入欄≫

□心肺蘇生を中止することについて同意します。

□救急隊が引き揚げることについて同意します。

署　名　欄	
	（電話番号：　　　　　　　　）（本人との続柄：　　　　）

・傷病者が人生の最終段階にあること：がんの末期、老衰などで人生の最終段階にある傷病者が対象となります。救急隊のみで判断に迷う場合は、かかりつけ医等に確認します

・「心肺蘇生の実施を望まない意思」が傷病者本人のものであること：家族等の意思ではなく、本人の意思である場合が対象となります

・傷病者本人の意思決定に際し想定された症状と救急要請時の症状とが合致していること：外因性（不慮の事故など）が疑われる心肺停

止は、想定された症状とは異なることから対象とはなりません

②かかりつけ医等への連絡

家族等から、傷病者本人に「心肺蘇生の実施を望まない意思」があることを示された場合、救急隊はかかりつけ医等に連絡し、傷病者が上記①の各要件を満たすことを医師に直接確認します。かかりつけ医等に連絡がつかない場合は、必要な処置を行いながら、救急隊が現場を出発するまでの間、訪問看護ステーションなどに連絡するなど、さまざまな方法でかかりつけ医等に連絡を試みます。

③心肺蘇生の中止・引き継ぎ

かかりつけ医等に連絡し、傷病者の意思が確認できた場合は、かかりつけ医等が救急現場に到着するまでの時間に応じて、次のとおりに対応します。

・おおむね 45 分[*4]以内に到着できる場合：救急隊は心肺蘇生を中止し、かかりつけ医等の到着を待ち、傷病者を医師に直接引き継ぎます。ただし、救急現場に訪問看護師や家族等がいて、かかりつけ医等が到着するまでの間、傷病者を適切に管理できる場合には、「かかりつけ医等の指示または了解」および「引き継ぐ相手の同意」を得た上で、引き継ぎます
・おおむね 12 時間[*5]以内に到着できる場合：かかりつけ医等の指示および家族等の同意があれば、救急隊は心肺蘇生を中止して、上記のとおり家族等に引き継ぎます。かかりつけ医等の到着を待つことはしません

④同意書の記入

心肺蘇生を中止する場合は、家族等から「心肺蘇生の中止・不搬送（家族等引継ぎ）同意書」

[*4] 45 分の根拠は、保険診療として往診が認められる距離である 16km を、東京都内区部の平均旅行速度である時速約 21km で走行した際にかかる時間から算定
[*5] 12 時間の根拠は、厚生労働省が発行している死亡診断書（死体検案書）記入マニュアルの中で、夜間に自宅で心肺停止となった患者に対して、その連絡を受けた医師が、翌朝訪問して死後の診察を行う状況が想定されていることから、夜間から翌朝までの時間として算出

（図2）^{093ページ}に署名を受けます。

運用状況・今後の展望

2019 年 12 月 16 日の運用開始から 2021 年 3 月 31 日までの間で、救急隊が家族等から「傷病者本人の心肺蘇生の実施を望まない意思」があることを示された事案は 158 件ありました。そのうち 143 件については、新たな運用ルールの要件を満たしていたことから「心肺蘇生を中止」して「家族、かかりつけ医等への引き継ぎ」となりました。これまでトラブルもなく、むしろ円滑な救急活動が行われています。

ACP の普及は、今後もさらなる発展が想定されるとともに、超高齢社会に伴う在宅医療の推進を背景に、新しい運用ルールの対象者は増加することが考えられます。事案の集積、事後検証、都民への ACP の周知状況などを踏まえ、運用要領を適宜、見直し、傷病者の意思を尊重できるような、よりよい運用をめざしたいと考えます。

●東京消防庁
〒 100-8119
東京都千代田区大手町 1-3-5
https://www.tfd.metro.tokyo.lg.jp

〈資料 3〉
認知症高齢者等を支える制度・事業

弁護士法人東京パブリック法律事務所
弁護士／保健師／看護師

白鳥 秀明
（しらとり ひであき）

2008 年聖路加看護大学（現・聖路加国際大学）看護学部看護学科卒業、横浜市入職。2012 年明治大学法科大学院修了、2013 年より現職。

　認知症等で判断能力が十分でなく、親族などの身寄りのない人をサポートするための制度・事業として、「成年後見制度」「日常生活自立支援事業」があります。弁護士の白鳥秀明氏に、これらのサービス内容・課題、両者の違いについて紹介していただきます。なお、本稿は小誌 2019 年 12 月号の記事に一部加筆・修正し掲載しています。

成年後見制度

●制度の概要

　成年後見制度は、認知症・知的障害・精神障害・発達障害などによって物事を判断する能力が十分ではない人（以下：利用者）の権利を守るための制度です。援助者（成年後見人等）を選任することにより、その援助者が利用者に代わって財産管理や各契約等の手続きを行います。

　本制度（広義）は、「任意後見」と「法定後見」に分かれ、後者はさらに後見（狭義）・保佐・補助の 3 類型があります（**図**）。これらの 3 類型のうち、後見が大部分を占めている[1] ため、

本稿では法定後見に主眼を置いて本制度を解説します。なお、保佐・補助は、後見と大枠は同じものの、利用者の判断能力に応じて、保佐人・補助人が行使できる権限の範囲が狭くなります。

　本制度の利用者数は 23 万 2000 人[1] で増加傾向にあり、開始の原因別割合は認知症（64.1％）が大部分を占め、次いで知的障害（9.9％）、統合失調症（9.0％）、高次脳機能障害・遷延性意識障害（4.8％）などです。利用者の判断能力の目安は、認知症の場合には、長谷川式簡易知能評価スケールの得点 10 点以下が後見相当と考えられています[2]。

●利用手続きの手順

　本人や一定の親族、居住地の市区町村長などの申立権者が、家庭裁判所に対して、成年後見人選任の申立てを行い、裁判所が成年後見人を選任します。現在、成年後見人として選ばれているのは親族が 19.7％、司法書士・弁護士・社会福祉士などの専門職が 80.3％です[1]。申立てから成年後見人が選任されるまでは、通常 1～2 カ月程度の期間を要します。

　本制度の利用手続きに際しての一般的な費用

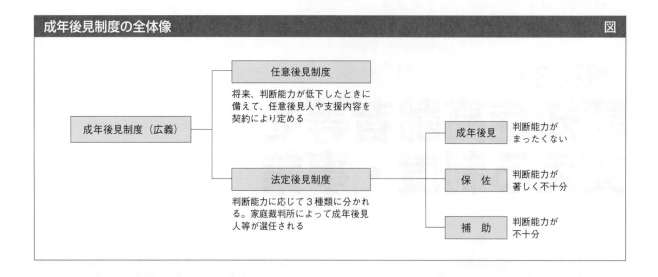

成年後見制度の全体像　図

- 成年後見制度（広義）
  - 任意後見制度
    将来、判断能力が低下したときに備えて、任意後見人や支援内容を契約により定める
  - 法定後見制度
    判断能力に応じて3種類に分かれる。家庭裁判所によって成年後見人等が選任される
    - 成年後見　判断能力がまったくない
    - 保佐　判断能力が著しく不十分
    - 補助　判断能力が不十分

は、利用者や家族等が申立人の場合、収入印紙や切手代、登記手数料などの必要書類に約1万～2万円、弁護士等に依頼した場合は約20万～30万円です。また、裁判所が本人の判断能力について慎重な判断が必要と考えた場合には、専門医による鑑定手続きが行われ、追加費用は5～10万円程度かかります。

●後見事務の内容

成年後見人には、利用者の財産関係についての広範な代理権（民法第859条1項）が認められています。成年後見人は利用者の代理人として、財産を管理し、生活・療養看護に関する後見事務を行います。具体的には、預貯金の取り引き、不動産の賃貸借契約や売買契約の締結、家賃・地代の支払いや請求、保険契約の締結や保険金の請求、年金や各種社会保障給付の請求、公租公課・公共料金等の日常生活上の支払い、確定申告や税の支払いなど税務処理、介護サービス関係の契約の締結、要介護認定申請、施設への入所関係契約の締結、入院手続きや医療契約の締結など、後見事務は多岐にわたります。

本制度の利用開始後は、成年後見人が仕事をする上で発生した交通費や通信費などの実費と報酬が発生します。親族は原則として無報酬ですが、司法書士・弁護士・社会福祉士などの専門職は、月額最低2万円程度[3]の報酬が発生

します。年間の報酬額は、成年後見人が毎年1回、家庭裁判所に対して後見事務の内容を定期報告し、利用者の財産と後見事務の内容に応じて決定されます。その後、成年後見人は、利用者の財産から実費および報酬を受領します。

なお、本人に収入や資産がなくても本制度を利用できるように、多くの地方自治体が報酬助成制度[*1]を設けています。

●留意点

利用者の判断能力が回復しない限り、原則、本制度の利用を開始した後に停止することはできません。そのため、成年後見人が専門職の場合には、生涯にわたって報酬の支払いが生じます。本制度の利用に際しては、利用者に必要な後見事務と見込まれる費用を踏まえて、慎重に検討する必要があります。本人の状況によっては、日常生活自立支援事業[*2]などの利用が適切な場合もあるでしょう。

また、誰を成年後見人に選任するかは家庭裁判所の裁量に委ねられているため、利用者や親族の希望する人がそれに選任されるとは限りません。本制度の申し立ての際に、家庭裁判所に後見人候補者を推薦することはできますが、見

---

*1　成年後見人等に支払う報酬の全部または一部を助成する制度
*2　法令上の名称は「福祉サービス利用援助事業」（社会福祉法第2条3項12号）

ず知らずの専門職が選任されることもあり得ます。なお、本稿では取り上げませんが、任意後見では利用者が希望する人を任意後見人とすることができます。

成年後見人は利用者の債務を保証することができないため、将来、債務が発生する可能性のある利用者の身元保証人にはなれません。ただし、利用者に急変があった場合は、成年後見人が入院手続き等を行うため、緊急連絡先を引き受けることはできます。

●課題

成年後見人は、利用者の財産関連において包括的な代理権を有しているものの、医療同意権はないため、利用者に対する侵襲的な治療や終末期の対応について、成年後見人の同意書を得ても効力はありません。身寄りのない高齢者が増える中、成年後見人が本人の意思決定にかかわることができるように立法的な解決が望まれます。

また、成年後見人の後見事務は、原則、利用者の存命中のみ行われます。利用者の死後は、相続人への管理財産の引き継ぎしかできず、それ以外の火葬・埋葬、遺品整理等は、本人の委任がなければ、基本的には相続人が対応します。2016年の民法改正により、利用者の死後に債務の弁済や火葬・埋葬ができるようになりましたが、原則として相続人が対応すべきという法的な観点から、これらは義務化されていません。死後事務については、現行の成年後見制度では必ずしも解決されません。

日常生活自立支援事業

●事業の概要

日常生活自立支援事業とは、認知症高齢者や精神障がい者などの判断能力が十分でない人を対象に、社会福祉協議会（以下：社協）が利用者との契約に基づき、福祉サービス利用援助等

を基本サービスとして、必要に応じて日常的な金銭や書類の管理などを行うものです。2020年度の本事業の新規契約締結件数は1万1554人、そのうち認知症高齢者（54.8％）が大部分で、次いで、精神障害者（24.3％）、知的障害者（15.8％）、その他（5.1％）と続きます[4]。なお、対象者は判断能力が十分でない人ですが、契約に基づくサービスであるため、契約内容について判断し得る能力が必要とされます。

●利用手続きの手順

本事業を利用するためには、まず利用者または家族・地域包括支援センター等が社協に連絡します。社協の専門員が利用者宅や施設、病院などに訪問し、相談を受けます。そして、専門員が利用者の生活状況等を踏まえて必要な援助を検討し、支援計画を作成します。支援計画に問題がなければ、利用者と社協とが契約を結び、サービスが開始されます。最初の相談から契約までは、通常1、2カ月を要します。

相談や支援計画作成などは無料で行われます。ただし、後述しますが、契約締結後のサービスの利用料は、それぞれの実施主体が決めるため、都道府県・指定都市によって異なります。

●サービスの内容と利用料

本事業のサービスは、社協の専門員および社協と雇用契約を結ぶ生活支援員により提供されます。サービス内容は「福祉サービス利用援助」を基本として、利用者の希望に応じて「日常的金銭管理サービス」「書類などの預かりサービス」などのオプションサービスを選択することができます。オプションサービスのみの利用はできません。

〈福祉サービス利用援助〉

福祉サービス利用援助は、福祉サービスの利用・解約・利用料の支払い手続き、苦情解決制度の利用、住宅改造・居住家屋の貸借・日常生活上の消費契約の締結、住民票の届出等の行政手続に関する援助を行います。

成年後見制度と日常生活自立支援事業の比較		表
	成年後見制度	日常生活自立支援事業
関係機関	家庭裁判所が成年後見人を選任。選任された成年後見人が事務を実施	都道府県・社会福祉協議会が実施主体 市区町村社会福祉協議会が利用窓口
対象者	認知症・知的障害・精神障害・発達障害などの障害により判断能力が不十分な人	判断能力が不十分な人で、本事業の契約の内容について判断し得る能力を有していると認められる人
利用方法	本人や親族などが家庭裁判所に成年後見人選任を申立てる	本人が市区町村の社会福祉協議会と、利用の契約を締結する
利用開始までの期間	申立てから成年後見人の選任までは1、2カ月程度	最初の相談から契約締結までは1、2カ月程度
サービス内容	本人の財産管理および身上監護全般 （成年後見人が財産に関し包括的な代理権を行使して、本人の日常生活に必要な財産管理と各種契約や手続きを実施する）	福祉サービスの利用援助 日常的金銭管理サービス 書類などの預かりサービス 定期的な訪問による生活変化の察知
費用	申立て費用は2万円程度〜 成年後見人報酬は月額2万円程度〜。地方自治体による報酬助成制度あり	相談と支援計画の作成までは無料。契約締結後は1回1時間当たり1500円程度〜。書類などの預かりサービスは月1000円程度 生活保護受給者等は無料
利用件数	新規申立件数3万7235件（2020年12月末時点） 利用件数23万2287件（2020年12月末時点）	新規契約件数1万1554件（2020年度） 実利用者件数5万6761件（2020年度末時点）

〈日常的金銭管理サービス〉

　日常的金銭管理サービスは、預金の払い戻し・解約・預け入れや、日用品などの代金・公共料金・家賃の支払いなどの手続き、利用者の日常的な金銭管理の援助や代行を行います。また、本サービスに付随して、利用料の支払いで使用する預貯金通帳や印鑑などを預けることもできます。

〈書類などの預かりサービス〉

　書類などの預かりサービスは、年金証書、定期・定額の預貯金通帳および証書、権利書、契約書類、保険証書、実印、銀行印などを預けることができます。

〈利用料〉

　これらのサービスの利用料は前述したとおり、都道府県・指定都市によって異なります。一例として、東京都千代田区では、福祉サービスの利用援助と日常的金銭管理サービスは1回1時間当たり1500円、また、書類などの預かりサービスは1カ月当たり1000円です。各サービスの利用に際しては、定期的に本人の生活状況が確認され、必要に応じて支援計画の見直しが行われます。

　本事業は、成年後見制度のように、財産関係にかかわるすべての事務に対応可能というわけではありませんが、日常生活を送る上で一定の援助が受けられると考えてよいでしょう。

●課題

　本事業は、利用者との契約を前提としていることから、いくつかの課題が指摘されています。例えば、遷延性意識障害の人や極めて重度の認知症・精神疾患を抱える人は、契約内容を判断することが難しいため、サービスを利用できません。さらに、契約当初は十分な判断能力を持っていても、病状の進行によりそれが失われると、サービスを停止される場合もあります。本事業の契約の終了理由の約30％は本人の判断能力の低下です。また、成年後見制度と同様に、本事業のサービスは存命中のみで、原則として死後事務は行われません。

　成年後見制度と日常生活自立支援事業の違いを表にまとめます。

＊

　成年後見制度は家庭裁判所が関与するため広範な代理権が認められ、幅広い支援が受けられます。一方、費用がかかること、後見人の人選

や利用終了は家庭裁判所の判断に基づくことなど、利用しにくい点もあります。

日常生活自立支援事業は、比較的安価に一定の日常生活の支援が受けられますが、サービス内容の範囲が狭いといった欠点があります。そして、原則、これらの制度・事業に共通するものとして、利用者の死後事務はサービスの対象とされていません。

なお、死後事務については、弁護士が引き受けることができます。利用者が弁護士と死後事務委任契約を締結し、葬儀・火葬・埋葬、遺品の整理、退所・退院や精算手続き、各種契約の解約・精算手続きなどを依頼することが可能です。また、弁護士は、利用者の財産にかかわる遺言作成の援助等も行えます。ただし、職務倫理規定上、弁護士は依頼者の身元保証人にはなれません。

利用者の希望をかなえるためにどのような制度・事業が望ましいかは、利用者の生活状況全般を把握した上で検討されなければなりません。成年後見制度・日常生活支援事業のサービスを必要とする在宅療養者がいた場合は、まずは地域包括支援センターや社協に相談することをおすすめします。

●引用・参考文献
1) 最高裁判所事務総局家庭局：成年後見関係事件の概況 令和2年1月～12月, https://www.courts.go.jp/vc-files/courts/2020/20210312koukengaikyou-r2.pdf［2021.8.18確認］
2) 旭川家庭裁判所：鑑定手続きについて, http://www.courts.go.jp/vcms_lf/20190313koukengaikyou-h30.pdf［2021.9.27確認］
3) 東京家庭裁判所, 東京家庭裁判所立川支部：成年後見人等の報酬額のめやす, 2013, https://www.courts.go.jp/tokyo-f/vc-files/tokyo-f/file/130131seinenkoukennintounohoshugakunomeyasu.pdf［2021.8.18確認］
4) 全国社会福祉協議会　地域福祉・ボランティア情報ネットワーク：日常生活自立支援事業　月次調査結果　令和2年度, https://www.zcwvc.net/［2021.8.18確認］

●弁護士法人東京パブリック法律事務所
〒171-0022
東京都豊島区南池袋2-49-7
池袋パークビル4階
TEL 03-5979-2900
https://t-pblo.jp/

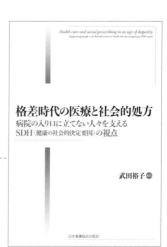

意思決定支援

利用者の障壁と看護職の誤解

コミュニティケア

2021年11月臨時増刊号　Vol.23 No.13　303号

発 行 日　2021年10月20日
発 行 所　株式会社日本看護協会出版会
　　　　　東京都渋谷区神宮前5-8-2　日本看護協会ビル4階（本社）
　　　　　Tel.0436-23-3271（コールセンター：ご注文）
　　　　　振替　00190-8-168557
　　　　　東京都文京区関口2-3-1
　　　　　Tel.03-5319-8019（編集）
発 行 人　井部 俊子
編 　 集　中島 祥吾
編 集 協 力　青木 茂美、石川 奈々子、株式会社自由工房、茂木 登志子
本文デザイン　今村 陽子
表紙デザイン　臼井 新太郎
印 　 刷　三報社印刷株式会社
定 　 価　1,760円（本体1,600円＋税10%）